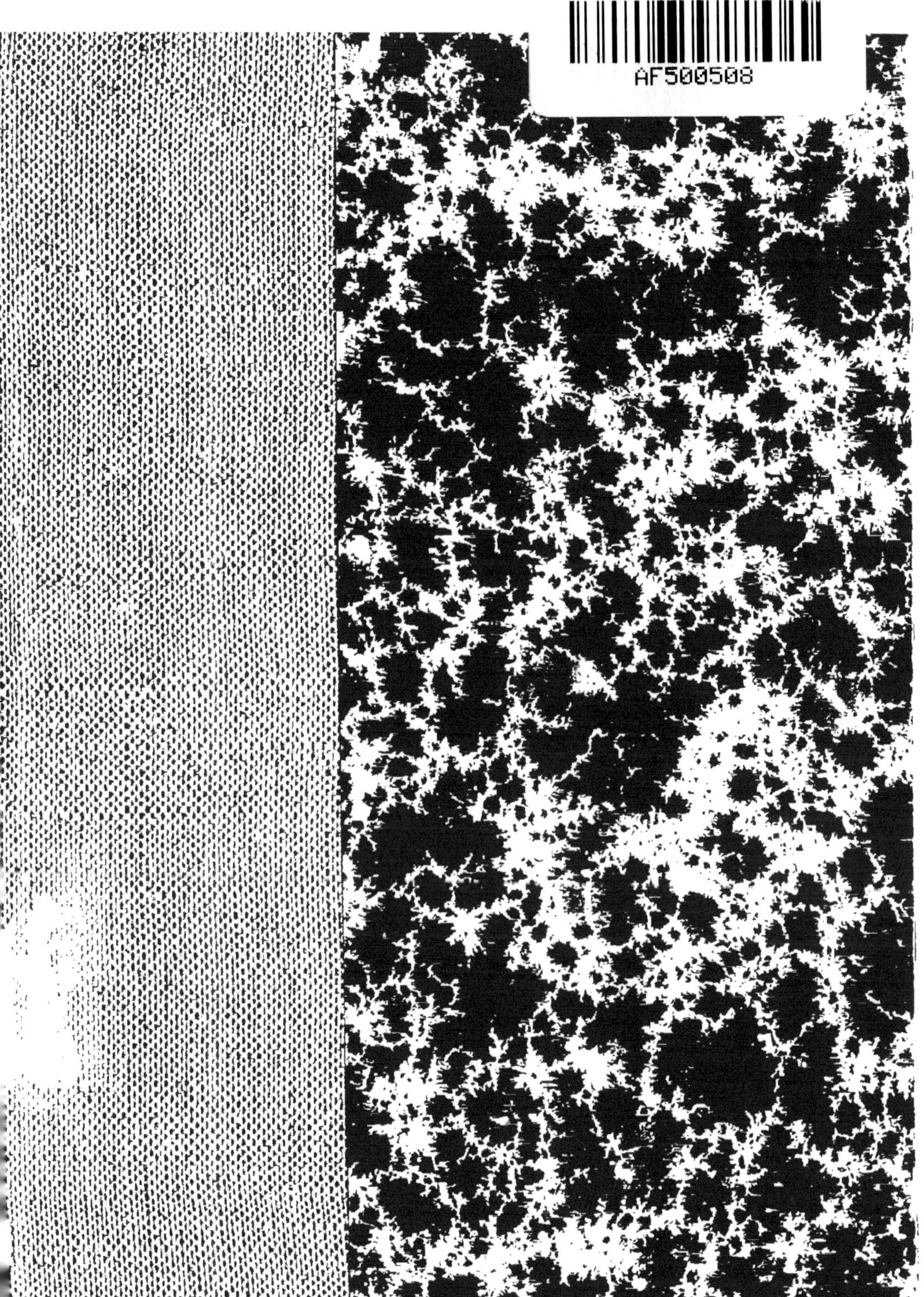

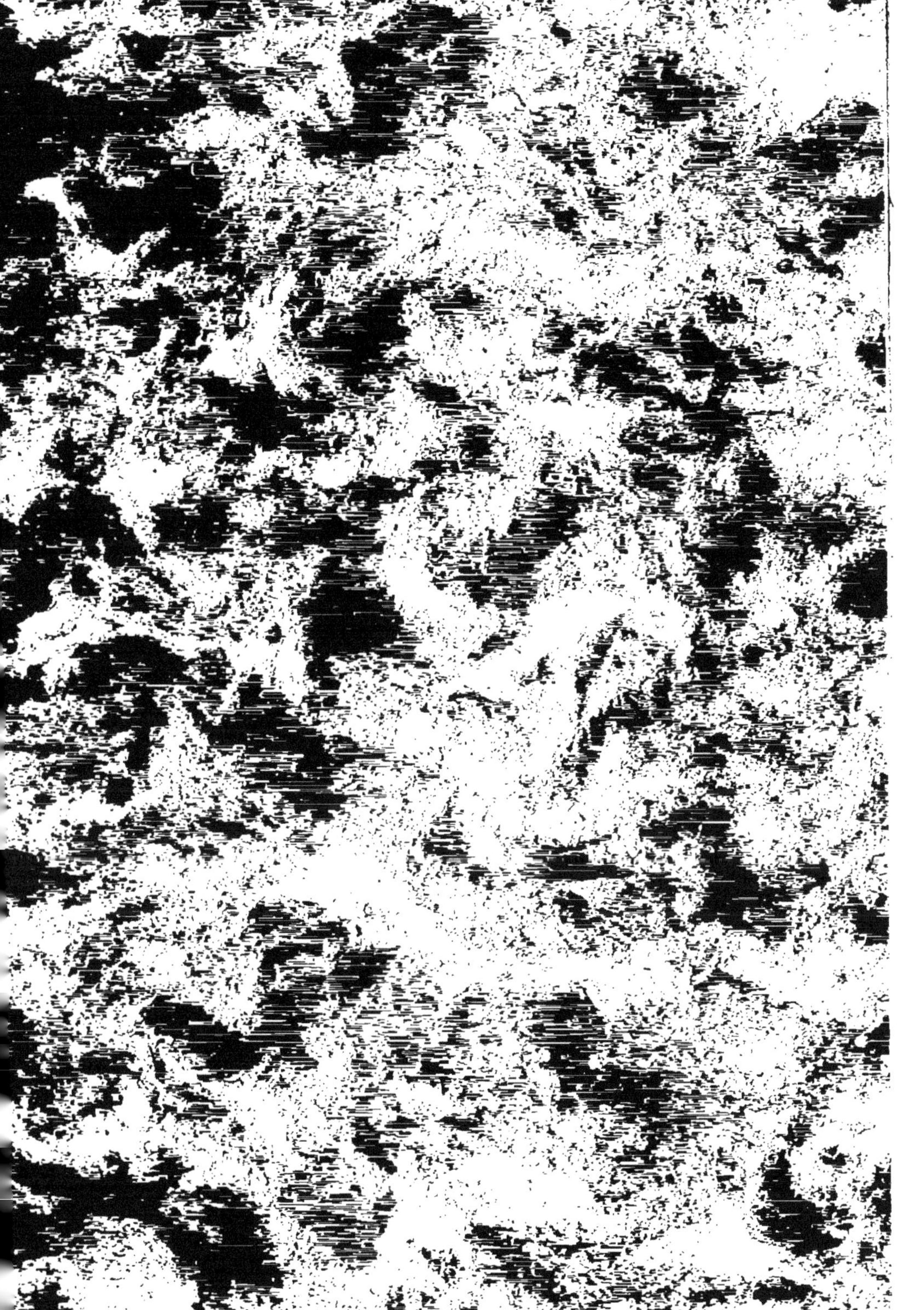

HISTOIRE NATURELLE

de

L'HOMME

DU MÊME AUTEUR

Physiologie de la vie sexuelle chez l'homme et chez la femme (suivie d'une étude sur la procréation des sexes à volonté).

1 Vol. contenant de nombreuses illustrations anatomiques
4 fr.

Traité pratique des maladies vénériennes visibles et cachées.

1 Vol. contenant de nombreuses illustrations anatomiques
4 fr.

HISTOIRE NATURELLE

DE LA FEMME

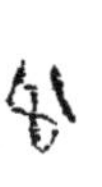

Caractères sexuels primaires et secondaires. — L'Éveil sexuel et les Transformations de la Puberté. — Les Mystères de la Fécondation. — Le fardeau de la Maternité. — L'Age critique et les derniers feux de l'Amour. — L'Amour brutal, le Viol, le Rapt. — Hermaphrodisme. — La Stérilité. — Le Vaginisme, l'Onanisme, les tares de l'Amour.

1 Vol. contenant 31 illustrations anatomiques. 4 fr.

Docteur SERGE-PAUL

HISTOIRE NATURELLE de L'HOMME

La Glande génitale mâle ou Testicule. — Le Sperme. — Trajet du sperme, étude des voies spermatiques. — Les Spermatozoïdes. — La Spermatorrhée. — La Puberté chez l'homme. — Le retour d'âge chez l'homme. — l'Hermaphrodisme. — Les Hermaphrodites devant la société. — Biographie d'un Hermaphrodite. — La Castration et les Castrats. — Le Phimosis et la Circoncision. — L'Onanisme chez l'homme.

PARIS
BIBLIOTHÈQUE POPULAIRE DES SCIENCES MÉDICALES
22, Rue Huyghens, 22

PRÉFACE

Si la femme dans son évolution suit des étapes naturelles qu'il est facile de délimiter et de décrire parce que les symptômes en sont nets et très bien étudiés, il n'en est plus de même pour ce qui concerne l'homme dont les stades de l'évolution génitale sont moins apparents et peu connus.

Comme la vie sexuelle de l'homme est parallèle, dans son intensité et dans ses modifications, au développement des organes génitaux caractéristiques du sexe mâle, il est nécessaire de bien connaître d'abord l'anatomie et la physiologie de l'appareil génital de l'homme. D'où la première partie de cette étude.

La phase de développement de cet appareil glandulaire spécial, trop longtemps méconnu, correspond à la puberté, c'est-à-dire à l'éveil des concepts nouveaux, des émotions méconnues et de la recherche d'un plaisir jusqu'alors insoupçonné.

Cette partie de la vie de l'homme est transitoire, après un stade de pleine maturité, la fonction s'arrête, la glande secrète moins, se dégénère ; c'est la phase d'involution sénile ou le retour d'âge. L'âge critique existe pour l'homme comme pour la femme. Nous avons insisté spécialement sur ce point délicat quoique bien établi.

Des altérations congénitales peuvent modifier l'aspect et l'appétit vénérien de l'homme. C'est ce qui arrive pour les hermaphrodites, les eunuques, les castrats. Nous avons décrit en détails les difformités dans le jeu desquelles se complaît souvent la nature et l'état mental bien particulier des malheureux qui s'en trouvent dotés.

Enfin, les aspirations et les impulsions morbides peuvent conduire l'homme à s'émasculer et rien n'est tant surprenant que cette monomanie douloureuse.

A côté de ces folies bizarres, d'autres altérations pathologiques peuvent troubler la sérénité sexuelle de l'homme, comme le phimosis, la spermatorrhée. Nous avons dit sur ce point ce que tout homme doit connaître, sous peine de s'ignorer gravement.

DOCTEUR SERGE-PAUL.

HISTOIRE NATURELLE
DE
L'HOMME

CHAPITRE PREMIER

LA GLANDE GÉNITALE MALE OU TESTICULE

§ I. — Définition.

Le testicule encore appelé *glande séminale* est un organe glandulaire dont la sécrétion a pour but de produire la cellule mâle ou spermatozoïde qui forme la partie essentielle de la liqueur spermatique. Le testicule est à l'homme ce que l'ovaire est à la femme, il caractérise le sexe masculin comme l'ovaire est l'organe essentiel de l'appareil génital femelle.

Nous allons successivement étudier les caractères anatomiques et physiologiques de la glande génitale mâle ou testicule.

§ II. — Nombre des testicules.

Les testicules sont au nombre de deux. Ce chiffre qui est normal connaît pourtant des exceptions. L'un des deux testicules peut ne s'être pas développé.

Cette absence de l'un des deux testicules constitue ce que les anatomistes ont appelé : la *monorchidie.*

La monorchidie est fort rare. Elle peut n'être qu'apparente. Au cours de sa migration qui l'amène de sa position primitive et abdominale à sa position définitive, le testicule peut rester en cours de route et ne pas descendre dans les bourses. Le testicule existe réellement, mais il n'est pas à sa position normale.

Dans des cas plus rares encore, les testicules font complètement défaut. On désigne cette malformation sous le nom d'*anorchidie*.

Par contre les médecins ont eu l'occasion de rencontrer des hommes qui possédaient plus de deux testicules. C'est ainsi que Blasius a connu un homme qui possédait trois testicules ; un individu connu de Blégny en avait quatre ; enfin chez un sujet observé par Scharff on a compté cinq testicules.

Quel cas faut-il faire de ces testicules surnuméraires ? Anatomistes et physiologistes sont d'accord pour ne les considérer que comme des glandes sans valeur, plus ou moins atrophiées et transformées en boules graisseuses. Il serait donc puéril de regarder comme éminemment prolifiques les hommes qui sont dotés d'un nombre de testicules supérieur à la normale.

§ III. — Situation des testicules.

Les testicules sont situés au-dessous de la verge, entre les deux cuisses, à la partie antérieure du périnée. Ils sont contenus dans plusieurs enveloppes emboîtées les unes dans les autres et qui, à cause de leur forme, portent le nom très significatif de bourses.

Les deux testicules n'occupent pas exactement le même niveau : le gauche descend ordinairement, un peu plus bas que le droit.

Les testicules sont suspendus à l'extrémité inférieure d'un cordon qu'on appelle le cordon spermatique, à la façon d'un fruit que soutiendrait son pédicule. Ils sont très mobiles et sur la plus grande partie de leur pourtour ils ne possèdent aucune adhérence, aussi la main peut-elle les déplacer avec la plus grande facilité et dans tous les sens.

On peut même à l'aide d'une expérience facile à réaliser montrer que le testicule peut

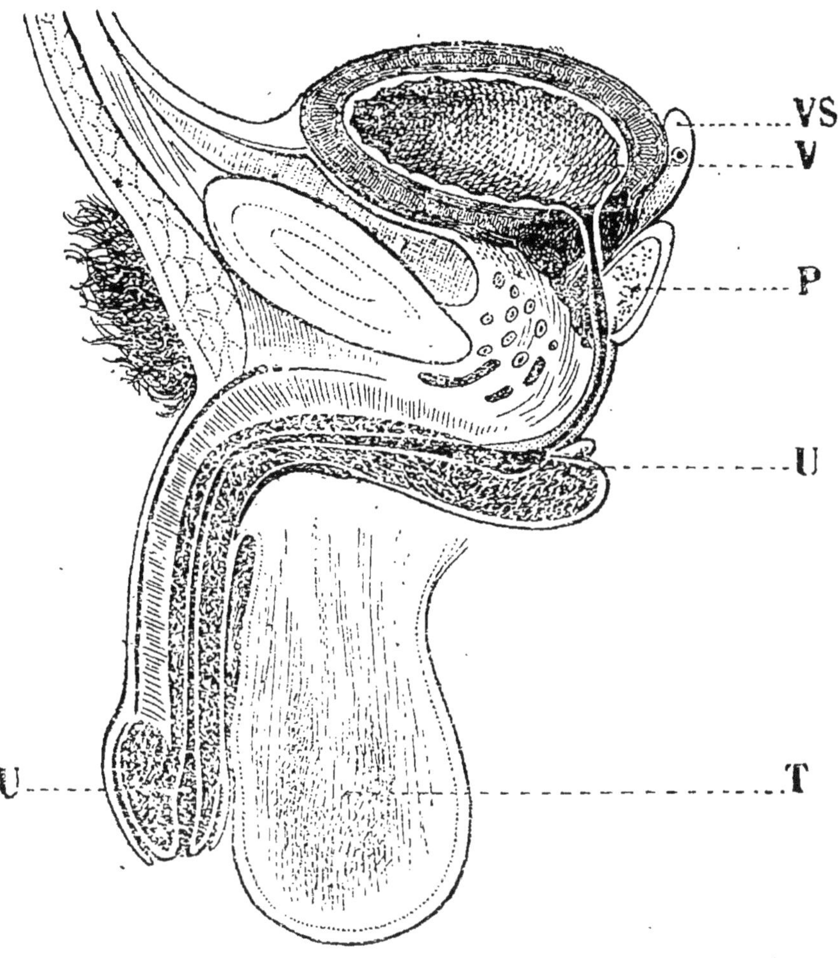

Fig. 1. — L'urèthre chez l'homme.

U. Urèthre.
T. Testicule.
P. Prostate.
V. Vessie.
VS. Vésicule séminale.

se déplacer de lui-même et s'élever vers l'anneau inguinal. Si nous supposons l'homme debout, nous n'avons qu'à promener une épingle sur la face interne de la cuisse pour voir la peau de la bourse du même côté se contracter sous l'effet d'un muscle spécial qu'on appelle le crémaster et qui projette en haut le testicule.

L'homme ne partage pas avec tous les animaux cette situation des testicules; c'est ainsi que chez la plupart des rongeurs et des insectivores le testicule demeure dans l'abdomen et n'en sort par le canal inguinal qu'à l'époque du rut.

Il est juste, d'ailleurs, de faire remarquer que la situation du testicule dans les bourses ne correspond pas à la situation primitive et originelle de la glande séminale. L'embryologie prouve en effet que cette glande se développe en pleine cavité abdominale, à droite et à gauche de la colonne vertébrale, tout à côté des reins. Ce n'est que vers la fin du troisième mois de la vie fœtale, qu'elle abandonne cette région où elle a pris naissance pour se porter vers le canal inguinal, traverser à son niveau la paroi abdominale et descendre alors dans les bourses pour y occuper une position définitive.

Le testicule peut accidentellement s'arrêter au cours de sa descente et se fixer durant toute la vie en un point plus ou moins éloigné des bourses. Le plus souvent il se trouve dans l'abdomen ou le canal inguinal, mais on peut aussi le rencontrer en des endroits beaucoup plus curieux ; c'est ainsi qu'on en a trouvé à la partie supérieure de la cuisse (anneau crural) et jusque dans l'épaisseur du périnée. Quand le testicule est ainsi demeuré en cours de route, on dit qu'il y a *ectopie testiculaire*. Comme nous l'avons dit plus haut la fixation du testicule, sur un point plus ou moins éloigné des bourses, est normale chez un grand nombre d'animaux. C'est ainsi que chez l'éléphant et chez les cétacés, il reste pendant toute la vie dans la cavité abdominale, que chez la loutre, il occupe la région de l'aine, que chez la civette il descend sous la peau du périnée. D'où il faut conclure avec quelque apparence de logique que l'ectopie testiculaire ne représente pas seulement une disposition fœtale, mais qu'elle est encore la reproduction d'un type qui est normal dans la série zoologique. Toutefois, et ceci est digne de la plus grande attention, si chez les animaux précités, le testicule, bien que situé au dehors des bourses, remplit admirablement sa fonction, il n'en est pas de même pour l'homme.

Chez celui-ci, en effet, le testicule arrêté dans son mouvement de descente ne produit plus de spermatozoïdes. Le testicule ectopique doit donc être considéré comme un organe dégénéré, fonctionnellement inutile.

§ IV. — Dimensions du testicule.

Examiné chez le fœtus, chez l'enfant ou chez l'adolescent le testitule ne se présente qu'avec des dimensions relativement fort réduites, et il n'y a pas là chose capable de nous étonner. A cette époque de la vie de l'homme, le testicule n'est appelé à remplir aucune fonction ; ce n'est autre chose qu'un organe qui sommeille. Mais vient l'âge de la puberté, et l'on voit s'accroître brusquement les dimensions testiculaires en même temps que s'établit la sécrétion du sperme.

Arrivé à son développement complet, le testicule mesure alors 40 à 45 millimètres de longueur, sur 25 millimètres de largeur et 30 millimètres de hauteur. Ces dimensions sont celles de l'âge adulte, elles ne diminueront qu'à un âge très avancé, à l'heure où l'atrophie de l'organe témoignera d'une disparition plus ou moins complète de la fonction génitale. Le testicule peut ainsi perdre le cinquième ou même le quart de son volume.

Les deux testicules ont habituellement les mêmes dimensions. Cependant, quand l'un des deux testicules est demeuré dans une position ectopique, le testicule que renferment les bourses présente, le plus souvent, un développement exagéré qui indique le rôle de suppléance qu'il est capable de jouer dans la production des spermatozoïdes.

§ V. — Poids, couleur, consistance du testicule.

Le poids moyen d'un testicule est de 18 à 22 grammes. Le poids peut être très supérieur quand l'un des deux testicules est appelé à jouer le rôle de suppléance précitée. C'est ainsi que chez un homme qui ne possédait que le testicule droit, il atteignit le chiffre de 70 grammes.

Extérieurement, le testicule a une coloration blanc bleuâtre qui peut tirer sur le rouge quand l'organe est gorgé de sang. Quand on coupe un testicule, ont voit que sa partie centrale revêt une teinte jaunâtre.

Sa consistance est celle d'une pulpe molle, délicate, semi-fluide, et c'est à son enveloppe que le testicule doit la consistance toute particulière qu'il donne à la palpation. Dans ce dernier cas, le testicule est ferme, élastique, et il rappelle le globe de l'œil exploré sur le vivant à l'aide de la pulpe des doigts. Cette sensation est d'ailleurs loin d'être uniforme. Ainsi, après le coït plusieurs fois répété, le testicule apparaît comme une glande molle, flasque, se déprimant facilement sous le doigt qui la presse. Cette mollesse se remarque d'ailleurs constamment chez le vieillard.

§ VI. — Constitution du testicule.

Le testicule est entouré d'une enveloppe de coloration blanc bleuâtre qui présente les plus grandes analogies avec la sclérotique de l'œil. Cette membrane entoure le testicule sur tout son pourtour et lui forme pour ainsi dire une sorte de coque. A sa partie inférieure elle contracte des adhérences avec les bourses ; sur tout le reste de sa surface, elle est libre.

Cette membrane enlevée, le testicule nous apparaît sous la forme d'une pulpe molle et demi-fluide. Si l'on en découpe une tranche fort mince à l'aide d'un rasoir, et si l'on transporte cette coupe sous le champ d'un microscope puissant, on voit qu'elle est formée par des canaux très fins de dimensions et de structure différentes. On peut les diviser en deux grandes catégories : les uns sont les organes producteurs des spermatozoïdes, les autres sont pour les spermatozoïdes de simples conduits excréteurs.

Les canaux préposés à la production des spermatozoïdes sont appelés : *canalicules séminifères*. Ils sont au nombre de 900 à 950 par testicule ; Sappey en a compté jusqu'à

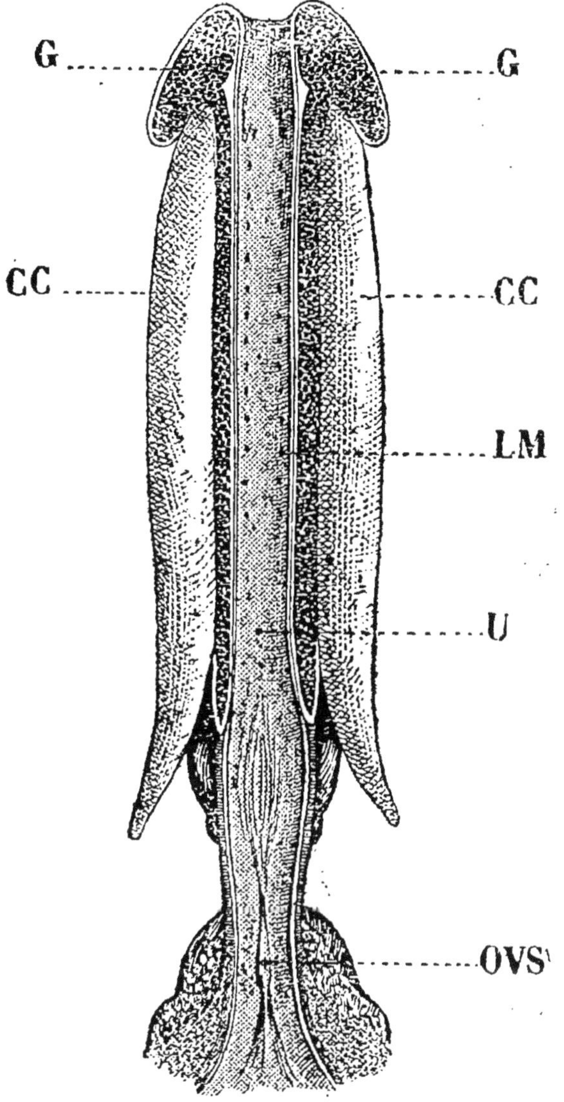

Fig. 2. — Vue intérieure de l'urèthre.

G. Gland.
CC. Corps caverneux.
LM. Lacunes de Morgagni.
U. Urèthre.
OVS. Orifice de la vésicule séminale.

1.100. Leur diamètre est de 150 à 200 millièmes de millimètre. Leur longueur, quand ils sont déroulés, mesure une moyenne de 90 centimètres. En ajoutant, bout à bout, tous ces canalicules, on arriverait à constituer un canal d'une longueur de 800 à 850 mètres.

Ces canalicules séminifères sont, dans le testicule, enroulés et pelotonnés sur eux-mêmes, de façon à n'occuper qu'une longueur de 2 à 3 centimètres. Ils sont tous dirigés vers le hile du testicule et en convergeant vers ce point ils donnent naissance à un certain nombre de canaux rectilignes qui forment les canaux collecteurs. Ces derniers canaux sont fort courts, ils aboutissent au réseau de Haller. Le réseau de Haller est constitué chez l'homme moins par des canaux régulièrement calibrés que par des cavités irrégulières, anfractueuses, largement anastomosées entre elles et creusées dans la masse fibreuse de ce qu'on appelle le corps d'Highmore.

Le réseau de Haller donne naissance, à son tour, à la partie supérieure à un certain nombre de canaux qu'on appelle canaux efférents qui, se portant de bas en haut, s'échappent du testicule pour s'aboucher dans le canal de l'épididyme.

Le canal de l'épididyme apparaît donc comme le canal collecteur commun de tous les produits sécrétés par le testicule. Sa longueur est de 6 à 7 mètres, c'est dire que, comme les canaux séminifères, il s'enroule et se pelotonne sur lui-même pour ne plus occuper qu'une étendue de 3 à 5 centimètres.

Le canal de l'épididyme se continue par le canal déférent que nous étudierons plus loin.

§ VII. — Enveloppe des testicules ou bourses.

Les bourses se composent de six tuniques régulièrement superposées et dans leur section transversale on trouve, en allant des parties superficielles vers les parties profondes : 1° la peau qui porte ici le nom de scrotum ; 2° le dartos qui est constitué par du muscle ; 3° une tunique celluleuse ; 4° une deuxième tunique musculeuse ; 5° une tunique fibreuse ; 6° une séreuse qu'on appelle la vaginale. Le scrotum est la seule tunique qui soit commune aux deux testicules. Toutes les autres sont doubles et chaque testicule possède la sienne.

Le scrotum n'est autre que la peau des bourses, elle est mince et de coloration foncée. Elle est même élastique, et lorsque pour une cause ou pour une autre elle a été distendue, elle revient d'elle-même à ses dimensions premières. On trouve à leur surface une série de plis transversaux qui s'étagent régulièrement de bas en haut et qu'on appelle les rides du scrotum.

Le scrotum est riche en glandes sudoripares, il possède également des glandes sébacées nombreuses et fort développées. Dans la profondeur de son épiderme on peut, à l'aide du microscope, observer des amas de pigment auxquels les bourses sont redevables de leur coloration foncée. Enfin, sur le scrotum croissent des poils longs et raides analogues à ceux qui ornent la région pubienne, mais ils sont cependant beaucoup plus rares.

Le dartos est une lame mince de coloration rougeâtre qui est appliqué contre la face interne du scrotum et qui lui adhère intimement. Il est composé de fibres musculaires. Sur les côtés, le dartos s'attache aux branches ischio-pubiennes de l'os du bassin et fixe ainsi les bourses à cet os tout en les fermant d'autre part du côté de la cuisse. A sa partie médiane, il se fixe, d'une part à la symphyse du pubis, et aux corps caverneux de la verge dont il constitue ainsi ce qu'on est convenu d'appeler le ligament suspenseur.

Tandis que le scrotum tapisse uniformément les deux bourses sans les séparer l'une de l'autre, le dartos au contraire, arrivé au niveau de la partie moyenne se recourbe et prend part à la cloison qui sépare les deux bourses. L'expérience a montré, en effet, que lorsqu'on insuffle de l'air au-dessous du dartos, mais d'un côté seulement, la moitié des bourses correspondantes au côté insufflé est seule à se gonfler tandis que la moitié opposée n'est nullement modifiée dans ses dimensions. Cette expérience prouve donc l'existence d'une cloison médiane qui sépare les bourses en deux moitiés latérales et complètement indépendantes l'une de l'autre. Cette cloison des bourses est essentiellement constituée par le dartos.

On donne le nom de crémaster à la tunique musculeuse située en dedans du dartos. Le muscle crémaster accompagne le cordon dans toute son étendue : il prend naissance par deux faisceaux : un faisceau interne et relativement petit qui se détache de l'épine du pubis ; un faisceau externe beaucoup plus volumineux, qui s'insère sur l'arcade fémorale, un peu en dehors de l'orifice du canal inguinal. Ces deux faisceaux musculaires descendent à la surface extérieure du cordon, le premier sur son côté interne, le second sur son côté externe ; arrivés au niveau du testicule, ils s'y épanouissent à la façon d'un éventail, et c'est à cet épanouissement qu'on donne le nom de crémaster.

La contraction du muscle crémaster est brusque et instantanée, elle porte en haut le testicule qu'elle rapproche ainsi de l'anneau inguinal; le muscle crémaster apparaît donc comme constituant le véritable appareil élévateur de la glande génitale. Sa contraction apparaît dans la toux, dans l'effort et tout particulièrement dans l'acte du coït.

La tunique vaginale est une membrane sereine dans laquelle le testicule se trouve invaginé. Comme toutes les séreuses (plèvre, péritoine, méninges) elle présente deux feuillets : un feuillet pariétal et un feuillet viscéral, interceptant entre eux une cavité, la cavité vaginale.

Le feuillet pariétal tapisse la cavité dans laquelle est contenu le testicule, sa face externe répond aux tuniques que nous venons d'étudier. Le feuillet viscéral revêt le testicule dans toute son étendue. La cavité vaginale n'est autre que l'espace compris entre ces deux feuillets. Un liquide clair, filant, humecte ces deux feuillets et permet leur glissement physiologique l'un sur l'autre. Dans certains cas pathologiques ce liquide peut être beaucoup plus abondant (hydrocèle) et la cavité de la vaginale se trouve ainsi considérablement augmentée de volume, éloignant l'un de l'autre les deux feuillets (pariétal et viscéral) qui normalement glissent l'un sur l'autre.

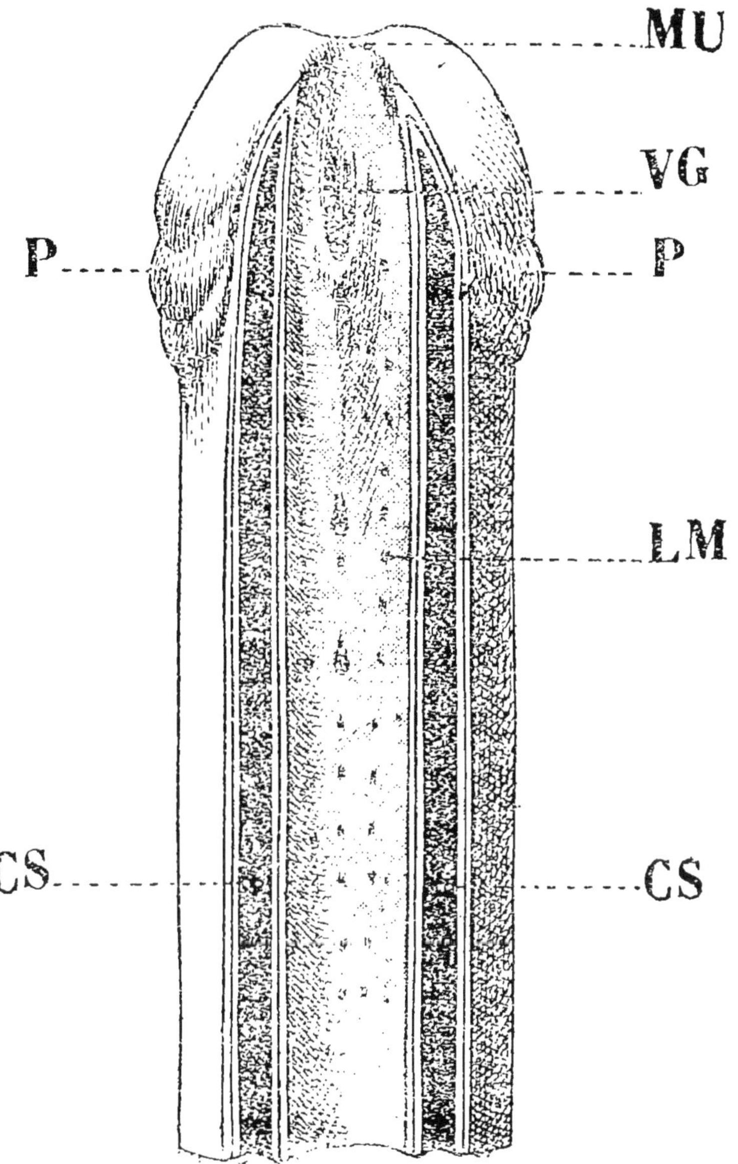

Fig. 3. — Orifice de l'urèthre.

MU. Méat urinaire.
VG. Valvule de Guérin.
P. Prépuce.
LM. Lacunes de Morgagni.
CS. Corps spongieux.

CHAPITRE II

LE SPERME

On donne le nom de sperme au liquide émis par les glandes génitales mâles. Il offre une odeur particulière comparée à celle de la corne râpée, sa saveur est âcre et irritante, sa coloration est opaline, grisâtre ou blanchâtre. Il devient même presque transparent à partir de la deuxième ou troisième éjaculation se suivant à peu d'intervalle.

La quantité de sperme éjaculé varie selon la durée de l'abstinence antérieure. Elle peut atteindre six centimètres cubes et ne point dépasser un demi-centimètre cube.

Au point de vue de sa densité, il est plus lourd que l'eau, légèrement mucilagineux.

Lorsque le sperme est éjaculé depuis un certain temps il se prend en gelée, puis il se dessèche et forme des taches qui empèsent le linge. Après qu'il a été desséché, il peut se réhumecter, se gonfler et reprendre son aspect primitif cinq ou six ans après sa production. Les taches qu'il forme recouvrent alors leur épaisseur, et même la teinte opaline ou grisâtre qu'elles avaient au moment de l'éjaculation.

L'examen des taches de sperme joue un grand rôle en médecine légale. Le professeur Lacassagne recommande d'étaler en pleine lumière les linges soumis à l'expertise. On les examine sur leurs deux faces et par transparence. On palpe légèrement le tissu avec l'extrémité des doigts.

Ces deux manœuvres ont pour but de rechercher les endroits du tissu qui présentent un certain degré d'opacité et en même temps qui offrent cet état de rudesse empesée spéciale aux taches de sperme. L'aspect classique de la « carte géographique » ne s'observe que très rarement dans les cas de viol ou d'attentat aux mœurs. Il s'agit alors, en effet, de taches par essuiement et non par empreinte directe comme on les voit à la suite de pollutions nocturnes.

Il y a un procédé à présent généralement adopté par tous les médecins légistes qui permet d'examiner à bon escient les taches spermatiques. Ce procédé est dû au Dr Florence. Florence a montré que le sperme humain traité par un réactif spécial fournit une cristallisation nettement apparente. Ce sont des cristaux bruns, acajou, qu'il est facile d'apercevoir à l'aide d'un microscope. Toutefois il a été prouvé que la même réaction pouvait être obtenue avec des liquides organiques autres que le sperme (salive). Aussi ne peut-on certifier l'existence du sperme qu'après avoir décelé la présence du spermatozoïde. Le sperme humain est alcalin, il renferme, d'après Vauquelin, de 100 à 120 pour 1000 de matières solides. Il contient également une matière albuminoïde, généralement appelée spermatine. Il y a environ 30 pour 1000 de phosphates de chaux dans le sperme et 10 pour 1000 de sels de soude.

Différentes sécrétions contribuent à la formation du sperme : il y a d'abord la sécrétion du testicule dont nous avons parlé, qui donne naissance au spermatozoïde. Dans les vésicules séminales un second liquide fourni par la muqueuse de ces vésicules se surajoute au sperme. Ce liquide est le plus abondant de tous ceux qui concourent à former le sperme. Dans les cas de coïts très rapprochés, le sperme des dernières éjaculations est surtout composé par lui, c'est dire qu'il renferme alors peu de spermatozoïdes. Même avant la puberté, alors qu'il n'y a pas encore formation de spermatozoïdes, les vésicules contiennent, en petite quantité il est vrai, ce liquide qui possède alors l'aspect d'une sérosité épaisse, grisâtre ou incolore. Par contre, chez l'adulte et chez le vieillard, ces vésicules sont abondamment remplies d'un liquide qui les rend turgescentes. La constitution de ce liquide est fort complexe.

Enfin il y a dans le sperme une autre humeur qui ne s'ajoute à lui qu'au moment même de l'éjaculation, c'est le liquide sécrété par la prostate. A l'état normal, la masse de la prostate est remplie de ce liquide. C'est lui qu'on fait sortir par l'urèthre quand par le toucher rectal on appuie fortement sur la prostate ; c'est lui encore qu'on rencontre dans l'urèthre des suppliciés. Sur les cadavres des amphithéâtres d'anatomie, la pression de la prostate fait également couler dans l'urèthre un liquide analogue à du lait épais. Ce liquide n'est autre que la sécrétion prostatique à laquelle de nombreuses cellules épithéliales, prismatiques, cadavériquement détachées de la muqueuse prostatique, donnent une consistance particulière.

Le liquide prostatique peut devenir le

siège de la production de calculs ou concrétions. C'est particulièrement dans les prostates hypertrophiées qu'en rencontre ces calculs en grande abondance ; ils vont même jusqu'à obstruer les conduits de la glande en formant des petites masses d'un jaune d'ambre.

Enfin on trouve encore dans le sperme une humeur excrétée pendant la durée de l'érection et de l'éjaculation par de petites glandes disséminées dans l'urèthre et qu'on appelle les glandes de Mery ou de Cooper. Il s'agit là d'un liquide complètement hyalin, extrêmement filant, visqueux, s'étirant comme du verre fondu et rendant très glissantes les parties qu'il mouille. De tous les fluides prenant part à la constitution du sperme, aucun n'est visqueux comme celui-ci.

CHAPITRE III

TRAJET DU SPERME

ÉTUDE DES VOIES SPERMATIQUES

Nous avons vu à propos de l'étude du testicule que le sperme élaboré par la glande génitale mâle traversait successivement un système de canaux qui faisaient corps avec le testicule. Au sortir du canal de l'épididyme, le sperme chemine dans le *canal déférent* qui le dépose dans une poche servant de réservoir momentané et qui est communément désignée sous le nom de *vésicule séminale*. A la vésicule séminale, fait suite un canal qui au moment de l'éjaculation projette pour ainsi dire le sperme dans le canal de l'urèthre. Vu sa fonction on a donné à ce canal le

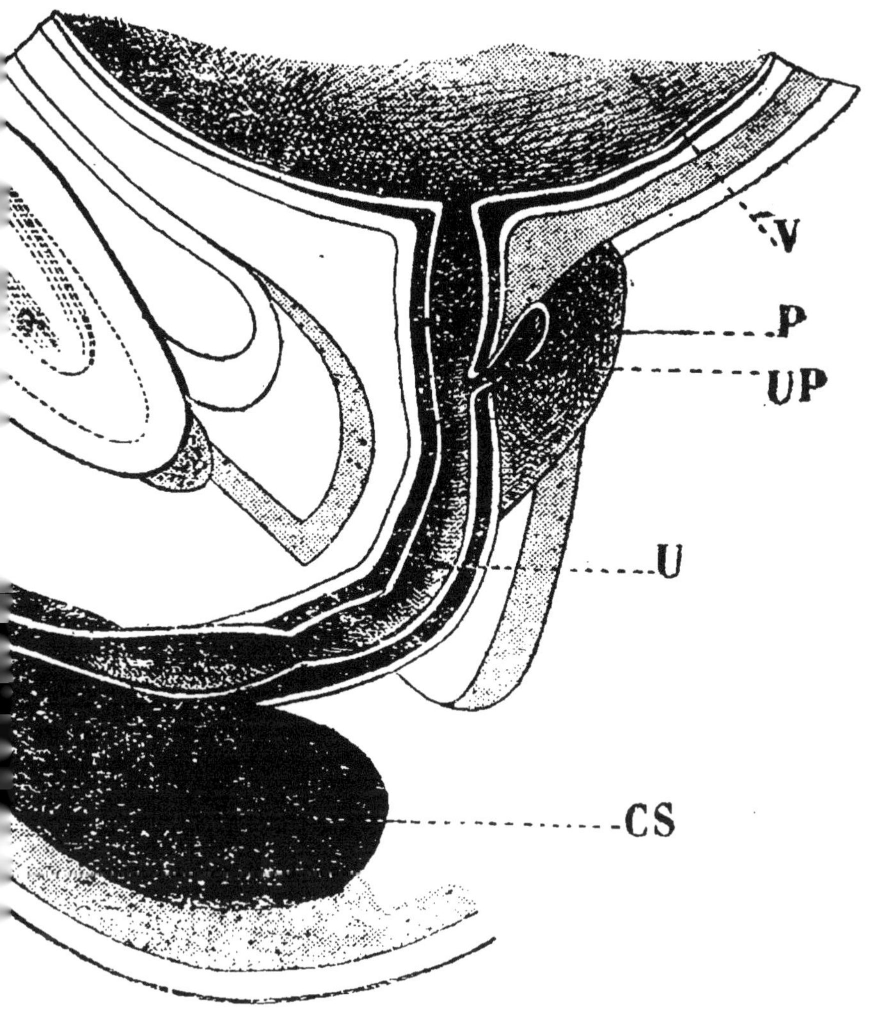

Fig. 4. — Partie postérieure de l'urèthre.

V. Vessie.
P. Prostate.
UP. Utricule prostatique.
U. Urèthre.
CS. Corps spongieux.

nom de *canal éjaculateur*. Nous allons étudier successivement chacune de ces trois parties du trajet suivi par le sperme et auquel on a donné le nom de *voie spermatique*.

§ I. — Canal déférent.

D'une longueur de 35 à 45 centimètres, d'un diamètre moyen de 2 millimètres — diamètre qui augmente d'ailleurs graduellement au fur et à mesure qu'on approche des vésicules séminales — le canal déférent se dirige obliquement de bas en haut parallèlement à l'épididyme, puis il se redresse, se mêle aux autres éléments du cordon et gagne avec eux l'orifice externe du canal inguinal. Après avoir traversé ce canal, il tombe dans l'excavation pelvienne et gagne le bas-fond de la vessie où il se termine.

Dans la plus grande partie de son étendue le canal déférent affecte une forme cylindrique. Dans sa partie terminale, au contraire, il présente une série de bosselures irrégulières ; on a donné à cette dernière partie le nom d'ampoule du canal déférent. Au toucher, le canal déférent présente une consistance ferme et caractéristique, telle est l'épaisseur de ses parois.

§ II. — Vésicule séminale.

Comme nous l'avons dit, les vésicules séminales sont des réservoirs dans lesquels le sperme s'accumule après sa production et où il attend le moment d'être projeté en dehors. Somme toute le rôle physiologique de ces véhicules est analogue à celui de la vésicule biliaire et de la vessie.

Les vésicules séminales existent chez la plupart des mammifères ; elles présentent même un développement tout particulier chez les insectivores et chez les rongeurs ; par contre elles manquent chez les carnivores.

chez les cétacés, chez les marsupiaux, et les monotrèmes.

Les vésicules séminales sont au nombre de deux et sont profondément situées au fond de la cavité du bassin entre la vessie et le rectum, au-dessus de la prostate.

Leur longueur est en moyenne de 5 à 6 centimètres, leur épaisseur n'est que 6 millimètres, leur largeur en atteint 16. Quant à leur volume, il demeure comme bien on le pense, extrêmement variable, cette variabilité étant en rapport avec leur état de plus ou moins grande réplétion. Au surplus l'activité fonctionnelle de la glande génitale mâle a également pour corollaire un grand développement des vésicules séminales. En réciproque, les vésicules séminales s'atrophient après l'extirpation des testicules. Cruveilhier a même constaté chez un homme qui ne possédait qu'un testicule une atrophie presque complète de la vésicule correspondante. De même chez l'enfant qui ne possède encore qu'une glande génitale inerte, les vésicules séminales sont rudimentaires, et chez le vieillard dont la fonction spermatique est éteinte les vésicules sont également très réduites.

Sur toute leur surface extérieure, les vésicules séminales présentent une série de sillons plus ou moins profonds et de direction fort diverses. Ces sillons délimitent un grand nombre de saillies qui donnent ainsi au réservoir spermatique un aspect bosselé qui leur est caractéristique.

Si l'on coupe les vésicules séminales et qu'on les ouvre à l'aide d'un ciseau, on constate que leur cavité est cloisonnée à l'infini ; on y découvre une multitude de petites loges irrégulières de dimensions extrêmement variables qui communiquent toutes les unes avec les autres. Les anatomistes sont parvenus à démontrer que cet aspect anfractueux était dû à un pelotonnement d'un tube diversement réfléchi. Par une dissection habile, ils sont en effet parvenus à dérouler ce tube et à lui constater une longueur de 12 à 20 centimètres et même davantage ; ce tube peut d'ailleurs donner naissance à des prolongements qui sont toujours fort nombreux et de direction fort variable. Notre figure qui représente une vésicule séminale déroulée donne une notion très exacte de la forme et de la constitution du réservoir spermatique.

§ III. — Canaux éjaculateurs.

Au nombre de deux, les canaux éjaculateurs semblent résulter de la fusion de l'extrémité du canal déférent et de celle de la vésicule séminale. Ils ont pour fonction, comme leur nom l'indique, d'amener dans le canal de l'urèthre le sperme accumulé dans les vésicules séminales. Leur trajet est oblique, ils traversent la prostate et viennent déboucher dans l'urèthre. Les canaux éjaculateurs ont une longueur de 20 à 25 millimètres, leur calibre est de 1 mm. 1/2 environ ;

à leur extrémité, il ne mesure plus guère que 1/2 millimètre de diamètre.

§ IV. — La verge ou pénis.

On donne le nom de verge ou pénis à cette formation essentiellement érectile qui est située immédiatement au-dessus des bourses, au-devant de la symphyse pubienne et qui a pour fonction de porter le sperme dans la profondeur des parties génitales de la femme.

A l'exception des monotrèmes et des marsupiaux, tous les mammifères présentent un pénis externe qui prend naissance entre l'anus et la symphyse pubienne. Chez la plupart il se dirige du côté de l'ombilic enveloppé dans un repli de la peau. Chez les singes anthropoïdes et chez l'homme, le pénis est infléchi sur lui-même et pend librement devant le pubis.

On peut considérer au pénis deux parties : une partie profonde située dans la loge périnéale, une portion antérieure qui est libre. A l'état de repos, cette dernière partie est molle et verticalement descendante. A l'état d'érection, elle devient dure, turgescente, volumineuse en même temps qu'elle se relève du côté de l'abdomen.

Suivant qu'on considère l'état de repos ou l'état d'érection, les dimensions du pénis sont naturellement fort différentes. Dans le premier cas, elles mesurent de 10 à 11 centimètres de la symphyse à l'extrémité du gland; chez les vieillards on trouve plusieurs centimètres en plus. La circonférence est en moyenne de 9 centimètres.

A l'état d'érection, lorsque les organes érectiles que nous aurons à étudier plus loin, sont gorgés de sang, la longueur égale en moyenne 16 centimètres et la circonférence atteint 12 centimètres.

La racine du pénis est, comme nous l'avons dit plus haut, profondément située dans l'épaisseur du périnée. Elle est fixée par l'inser-

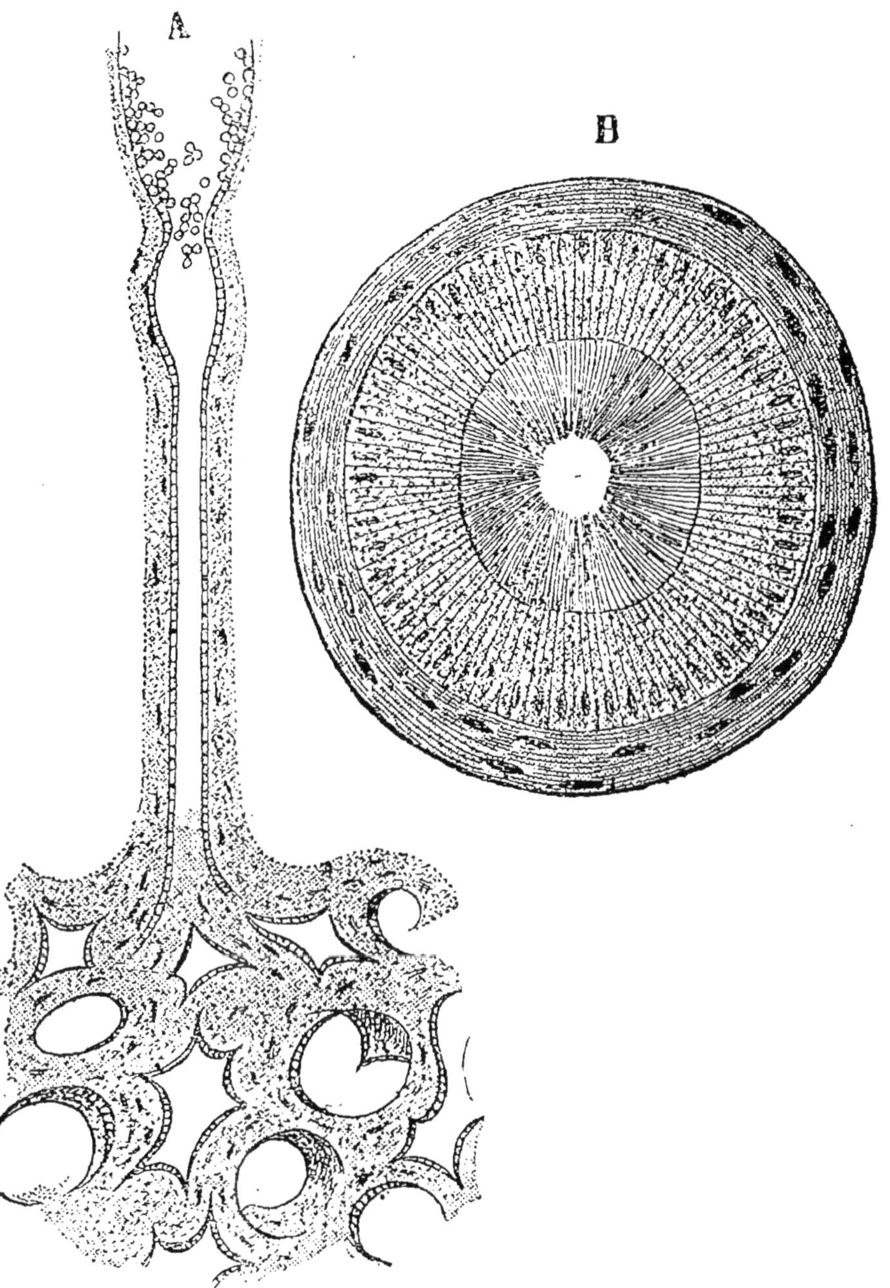

Fig. 5. — Voies spermatiques.

A. Tube séminifère B. Coupe du canal de l'épididyme.

tion des corps caverneux et par un ligament spécial qu'on appelle le ligament suspenseur de la verge.

L'extrémité antérieure de la verge est constituée par le gland. Il s'agit là d'une saillie conoïde dont le sommet présente une fente verticale qui n'est autre que le méat urinaire. A sa base, nous trouvons un relief circulaire qu'on appelle la couronne du gland. Ce relief est beaucoup plus prononcé du côté de la face dorsale que du côté de la face inférieure, il est délimité par un sillon circulaire ; le sillon balano-préputial. Au niveau de ce sillon, le gland est naturellement rétréci, c'est ce qu'on appelle : le col du gland.

La surface du gland est lisse et unie, à sa partie inférieure on trouve un léger sillon vertical qui commence au niveau du méat urinaire et s'étend en s'élargissant jusqu'au sillon balano-préputial. C'est dans ce sillon que s'insère un petit repli triangulaire qu'on appelle : le frein ou filet. Le filet de la verge est plus ou moins long suivant les sujets, il est parfois assez court pour apporter une gêne à la locomotion du prépuce. Dans ce dernier cas le gland ne peut être découvert entièrement par le prépuce, l'érection est alors douloureuse. Sur les faces latérales du filet on trouve de petites fossettes en cul-de-sac qui souvent constituent des lieux d'élection pour la chancrelle ou le chancre induré.

Le gland est recouvert par un repli cutané disposé en forme de manchon qu'on appelle le prépuce. C'est à travers la circonférence antérieure du prépuce que le gland opère sa sortie comme au travers d'un anneau. Pour faciliter le glissement du prépuce sur le gland, les deux surfaces qui sont en contact sont l'une et l'autre de structure muqueuse; c'est dire que leur sécrétion aide au glissement. Cette sécrétion peut d'ailleurs s'amasser dans la cavité virtuelle qui se trouve entre le gland et le prépuce et, sur les parois de cette cavité on trouve déposée chez les individus malpropres une matière blanchâtre, caséeuse, mal odorante, à laquelle on a donné le nom de smegma préputial.

La longueur du prépuce est loin d'être uniforme. Tantôt, le prépuce s'étend jusqu'au sommet du gland et le déborde même en formant au-devant de lui un repli cutané plus ou moins grand. Cette disposition est celle qu'on observe constamment chez l'enfant avant l'âge de la puberté. Elle se modifie le plus souvent pendant l'âge adulte.

Chez beaucoup de sujets le prépuce s'arrête constamment en arrière du méat urinaire et il est même des cas assez fréquemment observés où le gland n'est nullement couvert par le prépuce.

Si, à l'état normal, l'orifice antérieur ou anneau préputial est d'un diamètre assez large pour permettre au gland de le franchir même lorsqu'il est dans un état de complète turgescence, il est des sujets, cependant, où les dimensions de cet anneau sont inférieures à celles du gland. Dès lors, le renflement du pénis est condamné à continuellement se trouver emprisonné dans la cavité préputiale. L'exercice du coït se trouve par là même considérablement gêné, sinon complètement empêché. On a donné à cette constitution anatomique qui entraîne comme corollaire, une infirmité fonctionnelle, le nom de phimosis.

La verge tient son pouvoir d'érection de la turgescence dont plusieurs de ses parties essentielles sont susceptibles. Ces parties essentielles sont : 1° les corps caverneux; 2° les corps spongieux.

Les corps caverneux sont au nombre de deux, leur longueur est de 15 à 16 centimètres à l'état de repos et de 20 à 21 à l'état d'érection. Ils occupent la partie dorsale de la verge et revêtent la forme de deux cylindres adossés l'un contre l'autre à la manière des canons d'un fusil double. Ils s'étendent sans interruption depuis le périnée jusqu'à la base du gland. La disposition que nous venons de décrire nous fait comprendre l'existence d'une gouttière supérieure et celle d'une gouttière inférieure. Dans la première chemine une veine, une artère et un nerf. Dans la seconde, beaucoup plus large que la précédente, se trouve situé le corps spongieux de l'urèthre.

Il est intéressant de connaître la constitution des corps caverneux : ceux-ci présentent une multitude d'aréoles, de compartiments analogues aux loges d'une ruche d'abeilles. La forme de ces aréoles est très irrégulière ; leur volume est d'autant plus grand qu'on s'éloigne de la périphérie pour gagner le centre. Elles communiquent toutes entre elles à telle enseigne que l'injection poussée sur n'importe quel point des corps caverneux se répand avec grande facilité dans tout le système aréolaire. C'est la réplétion de ces aréoles qui amènera la turgescence du pénis et constituera l'érection.

Le corps spongieux présente une structure analogue à celle des corps caverneux. Son extrémité antérieure n'est autre que le gland.

CHAPITRE IV

LES SPERMATOZOÏDES

Les spermatozoïdes sont des éléments anatomiques qui proviennent des cellules de la glande génitale mâle. Physiologiquement ils sont les agents essentiels de la fécondation de l'ovule. Ils ont l'aspect de filaments incolores. Chez l'homme et la plupart des animaux une de leurs extrémités est renflée, l'autre est très effilée. Ceci leur donne une ressemblance avec le têtard des batraciens auquel on les a souvent comparés.

La partie renflée est vulgairement appelée la tête, et leur partie mince, effilée, est appelée queue. La longueur totale des spermatozoïdes de l'homme varie entre 50 et 60 millièmes de millimètres. La longueur de la

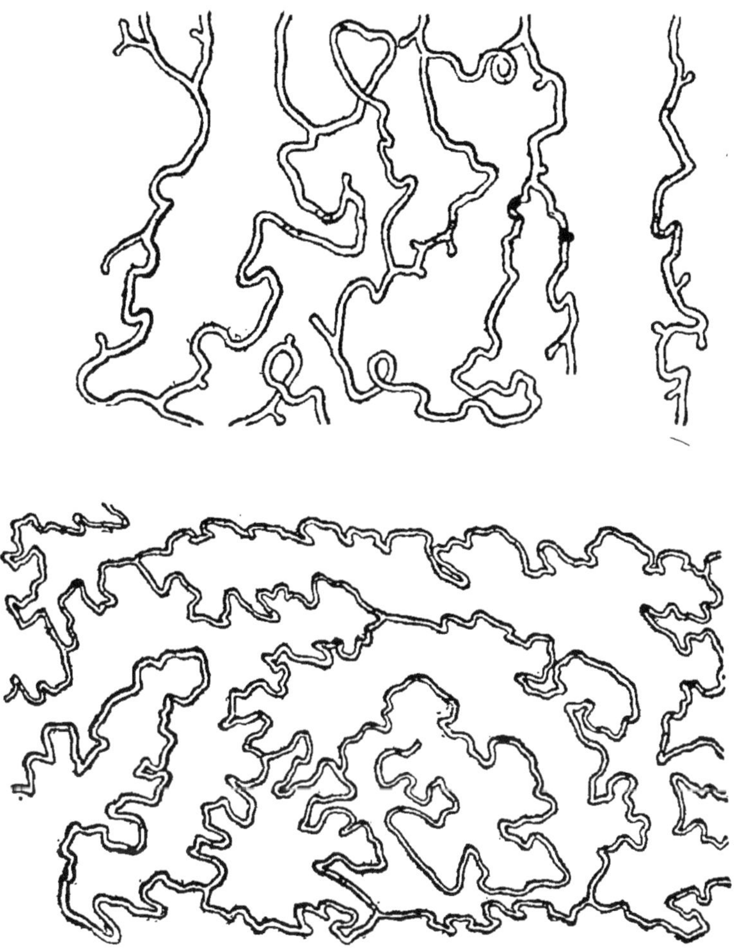

Fig. 6. — Canaux séminifères déroulés.

tête par rapport à celle de la queue est de 1 pour 10.

A la jonction de la tête avec la queue le filament peut présenter un certain renflement. Une des phases de la tête est excavée en cuiller. Le filament caudal est cylindrique, et il a de tous côtés le même aspect.

La disposition morphologique des spermatozoïdes n'est d'ailleurs pas uniforme, c'est ainsi que la tête peut être globuleuse, ovoïdale, sphéroïdale, irrégulière et comme étranglée vers le milieu de sa longueur. Au niveau du segment intermédiaire on peut même rencontrer des petites pellicules transparentes en forme de collerette ou de lambeaux irréguliers.

Vus sous le microscope les spermatozoïdes sont incolores dans toutes leurs parties. Leur tête seule réfracte la lumière : ils sont d'une pesanteur spécifique supérieure à celle de l'eau et à celle de l'urine. Aussi, pour les recherches avec une pipette dans ce dernier liquide, doit-on attendre qu'ils se soient déposés dans la partie inférieure du récipient. Vus en masse, ils forment une couche réfléchissant une lumière d'un blanc mat particulier.

On a insisté sur ce fait important à connaître qu'il reste des spermatozoïdes dans l'urèthre après l'éjaculation, tant qu'une ou plusieurs mictions n'ont pas lavé ce canal. De plus, on sait qu'Orfila a montré que les cadavres que l'on suspend par le cou, quelques heures après la mort, sont encore susceptibles d'avoir une éjaculation et même une demi-érection par hypostase seulement sans doute. On a trouvé le liquide ainsi rendu rempli de spermatozoïdes vivants.

Godard a montré l'existence de l'éjaculation avec des spermatozoïdes vivants au moment de la mort, non seulement lors de la pendaison, mais sur tous les hommes et les animaux tués brusquement. Telle est l'éjaculation constatée chez les suppliciés qu'on décapite.

Les spermatozoïdes sont doués de mouvements tellement rapides que l'œil a peine à les suivre ; ils agitent la tête en avant dans le liquide par des mouvements ondulatoires exactement comparés à ceux des anguilles qui nagent. Ils progressent ainsi avec une vitesse de 3 à 4 millimètres par minute. Ils s'évitent les uns les autres et contournent ou repoussent les obstacles. Parfois ils s'infléchissent, se courbent en cercles, puis se redressent plus ou moins brusquement, mais toujours sans raccourcissement ni extension. En évitant les différentes causes de mort des spermatozoïdes, on peut voir leurs mouvements durer pendant douze, vingt-quatre et même trente heures entre deux lames de verre. Dans les voies spermatiques, là où les conditions sont les meilleures pour leur séjour, ils se meuvent encore au bout de trois jours chez l'homme et de cinq à six chez quelques mammifères domestiques bien que l'animal ait cessé de respirer, qu'il ait été tué brusquement, empoisonné ou mort de maladie.

Ils vivent dans le sang et le lait pendant quatre à cinq heures, et y meurent peu à peu, la queue droite ou courbe. Dans la salive normale, qui est légèrement alcaline, les spermatozoïdes ne vivent que quelques minutes.

Quand ils meurent, on voit leur queue se recourber en cercle comme s'il s'agissait de faire un nœud; ou bien elle s'enroule autour de la tête, ou bien elle s'incline de manière à former un angle plus ou moins obtus avec l'axe de la tête.

C'est dans le mucus de la matrice et des trompes, dans lequel ils passent en quittant le liquide mâle qui les tient en suspension, pour gagner l'ovule femelle qu'ils doivent féconder, qu'ils se meuvent le plus énergiquement. Il semble que ce soit là le milieu le mieux approprié au développement de toute leur énergie locomotrice. C'est là qu'on les voit vivre le plus longtemps, jusqu'à huit et neuf jours chez la chienne, et tout l'hiver dans les trompes des chauve-souris.

On a constaté que lorsque ce mucus est, soit acide, soit notablement plus alcalin qu'à l'état normal, il tue les spermatozoïdes en peu de minutes. Et c'est là bien sûr une cause de stérilité dont on oublie trop souvent de tenir compte.

Les liquides séreux, le pus de bonne nature, le pus des chancres, le pus des vaginites blennorrhagiques, ne tuent pas les spermatozoïdes.

Une petite quantité d'eau ajoutée au sperme, augmente l'étendue des mouvements des spermatozoïdes. Mais une trop grande quantité de cette eau ralentit ces mouvemements et les fait cesser proportionnellement au refroidissement dont l'addition d'eau peut être la cause.

Le sucre, la glycérine, l'urée, les dérivés de l'opium en solutions moyennement concentrées ne tuent pas les spermatozoïdes. Les sels neutres de soude et de potasse favorisent leurs mouvements ; l'alcool, les essences, le chloroforme, le tanin les tuent rapidement de même que le chloral.

Les spermatozoïdes présentent une résistance particulière à l'ammoniaque. Chez les mammifères, c'est entre 37 et 40° centigrades qu'ils offrent la plus grande activité et ils meurent entre 45 et 50°. A 0° et avant, ils deviennent immobiles et reprennent leur mouvement lorsqu'on les chauffe. Pour faire apparaître les spermatozoïdes dans une tache de sperme, et pour en permettre l'examen au microscope, il suffit de colorer avec une solution saturée de crocéine. Le spermatozoïde apparaît alors coloré en rouge clair. Il est nécessaire dans les examens médico-légaux de découvrir les spermatozoïdes pour affirmer qu'une tache possède bien une origine spermatique.

CHAPITRE V

LA SPERMATORRHÉE

On décrit sous le nom de spermatorrhée l'émission involontaire de sperme, on l'appelle encore pollution nocturne ou diurne, consomption dorsale. Elle a été successivement regardée comme un phénomène pathologique, comme un phénomène naturel et d'aucuns ont considéré cette déperdition de semence comme la cause des désordres observés chez le sujet, ou comme le signe d'une lésion médullaire.

Dès Hippocrate cependant, les médecins avaient compris qu'il n'y a pas lieu de se préoccuper des pertes nocturnes de sperme qui surviennent pendant la nuit chez des hommes robustes et continents sous l'in-

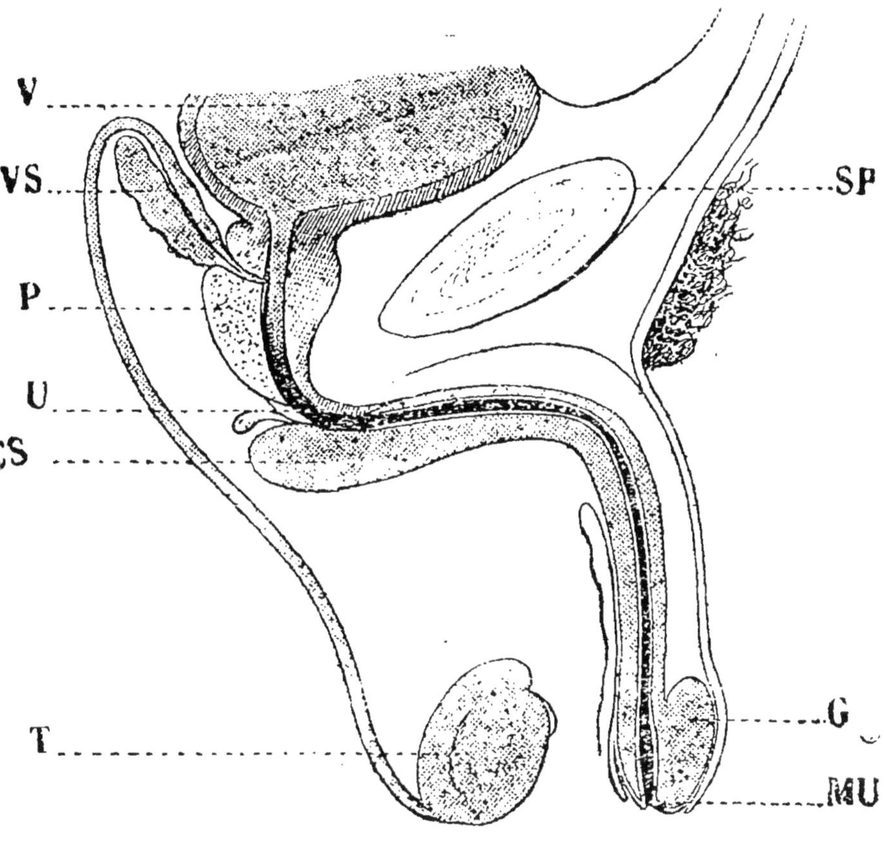

Fig. 7. — Vue d'ensemble des organes génitaux mâles.

V. Vessie.
VS. Vésicule séminale.
P. Prostate.
U. Urèthre.
CS. Corps spongieux.
SP. Symphyse pubienne.
T. Testicule.
G. Gland.
MU. Méat urinaire.

fluence de rêves érotiques. Jusqu'à un certain point, on peut même considérer ces pollutions comme des évacuations utiles à moins toutefois qu'elles ne se produisent à des intervalles trop rapprochés. On doit décrire deux espèces de spermatorrhée : celle qui s'observe chez les gens bien portants et qu'on peut appeler compensatrice ; l'autre qui est la conséquence de lésions des organes génitaux ou de la moelle épinière et qui possède alors la valeur d'un symptôme.

La première sorte de spermatorrhée peut être le résultat de rêves érotiques, de lectures licencieuses, de souvenirs de débauche, de spectacles lascifs, de conversations lubriques ou bien encore de boissons irritantes,de mets épicés. Les lits chauds et trop mollets, certaines positions du corps, la congestion due aux hémorroïdes, les calculs de la vessie peuvent également, chez un sujet robuste amener pendant le sommeil des émissions de sperme.

Lorsque les pollutions physiologiques prennent une fréquence exagérée, on a alors affaire à une véritable maladie. Ces pollutions sont précédées et suivies d'érections prolongées et douloureuses qui se répètent toutes les nuits et même plusieurs fois par nuit. A son réveil, l'homme ressent dans la région des reins une sensation de pesanteur, analogue par sa description à celle qu'accuse la femme atteinte d'une congestion de la matrice.

Au bout d'un temps plus ou moins long, les érections deviennent plus nombreuses, mais diminuent de durée. Elles arrivent même à être incomplètes et l'éjaculation se produit avant que la rigidité de la verge ait été manifeste.

L'émission de sperme a lieu sans volupté, sans orgasme vénérien, elle peut même devenir très pénible et très douloureuse. Elle est suivie le plus souvent d'une lassitude extrême. Le liquide ainsi perdu est beaucoup plus aqueux que le sperme normal.

A une période plus avancée, c'est non seulement la nuit, mais à l'état de veille et en plein jour que se produisent les pollutions, et la spermatorrhée diurne peut donc être considérée comme la dernière période de la spermatorrhée nocturne.

On a parlé d'une spermatorrhée qui passerait presque inaperçue de celui qui en serait la victime. Le sperme serait perdu, tantôt pendant la défécation, tantôt pendant la miction et sortirait avec les dernières gouttes d'urine. Il faudrait alors expliquer une semblable spermatorrhée par la pression exercée, soit par la vessie, soit par les matières fécales, sur les vésicules séminales. En effet, en examinant les dernières gouttes expulsées par l'urèthre après une défécation abondante ou laborieuse, on trouve toujours des spermatozoïdes. De plus, en exerçant avec le doigt introduit dans le rectum, une pression modérée sur les vésicules séminales, on peut presque toujours faire couler du sperme dans l'urèthre.

Lorsqu'on parle de spermatorrhées diurnes, il faut éloigner les différents cas que nous venons d'exposer et ne considérer que celle qui se produit en dehors de la miction et de la défécation.

Les médecins sont d'avis de donner comme origine à la spermatorrhée diurne les excès vénériens et surtout l'onanisme.

Les pertes répétées qui surviennent ainsi sous l'influence des moindres excitations, sans orgasme vénérien, ont sur l'organisme une influence néfaste. Le spermatorrhéique s'amaigrit rapidement, il accuse des douleurs dans la région des reins et dans celle du cœur; la face se décolore, les sourcils s'abaissent, les yeux sont excavés et entourés d'une zone livide ou bleuâtre. Cette extrême faiblesse coïncide avec un besoin irrésistible de mouvement : le spermatorrhéique devient l'être inquiet de l'Écriture (*Quærens requiem neque potens invenire eam*).

Le malade atteint de pollutions involontaires, redoute les écarts de température, il se plaint de palpitations cardiaques et devient inapte à tout exercice même modéré. Sa respiration est difficile et il éprouve de l'essoufflement dès qu'il veut marcher.

L'appétit est longtemps conservé, mais l'amaigrissement est cependant notable.

A une phase plus avancée de la maladie on constate du dégoût pour la nourriture.

Le malade se plaint de crampes, dans les jambes, dans les bras ; sa sensibilité est émoussée, il accuse, en différentes parties du corps, des sensations variées de chaleur, de froid ou de fourmillement.

Peu à peu, le malade ne peut plus prendre de repos, l'insomnie est constante, et il se développe un état mental où prédominent les idées sombres, le désespoir, un dégoût de l'existence, une tendance au suicide, etc.

Les malformations de l'urèthre et du testicule peuvent encore être une cause de spermatorrhée. Mais c'est surtout la blennorrhagie qui possède l'action la plus énergique et la plus directe. A la suite d'une inflammation de l'urèthre, en effet, le canal dans toute sa longueur et la région prostatique en particulier restent le siège d'une vive irritation, d'une sensibilité anormale, et la moindre excitation amène alors un réflexe médullaire qui est l'éjaculation. Ce phénomène est analogue à celui de la miction qui ne manque pas de se produire quand la vessie enflammée se trouve irritée par une cause quelconque. L'onanisme en irritant l'urèthre, créerait également un état d'hyperesthésie de cet organe dont le résultat serait également la spermatorrhée.

La méthode préconisée pendant fort longtemps pour combattre la spermatorrhée a été la cautérisation de la région prostatique du canal de l'urèthre à l'aide du nitrate d'argent. Cette cautérisation se faisait à l'aide d'instillations sur lesquelles nous nous sommes étendu dans un de nos ouvrages antérieurs (voir *Traité des maladies vénériennes*)

Aussitôt après la cautérisation survient une période inflammatoire dont la durée est d'une quinzaine de jours, pendant lesquels on constate des mictions fréquentes et douloureuses, et une augmentation des pertes séminales. Mais celles-ci disparaissent et cessent complètement avec la diminution des phénomènes inflammatoires.

On a également préconisé comme traitement médical, l'action des pilules suivantes :

Extrait de belladone . .	0 gr. 10
Lupulin . . , . . .	0 gr. 60
Camphre	0 gr. 60

Pour 10 pilules ; 2 à 5 par jour.

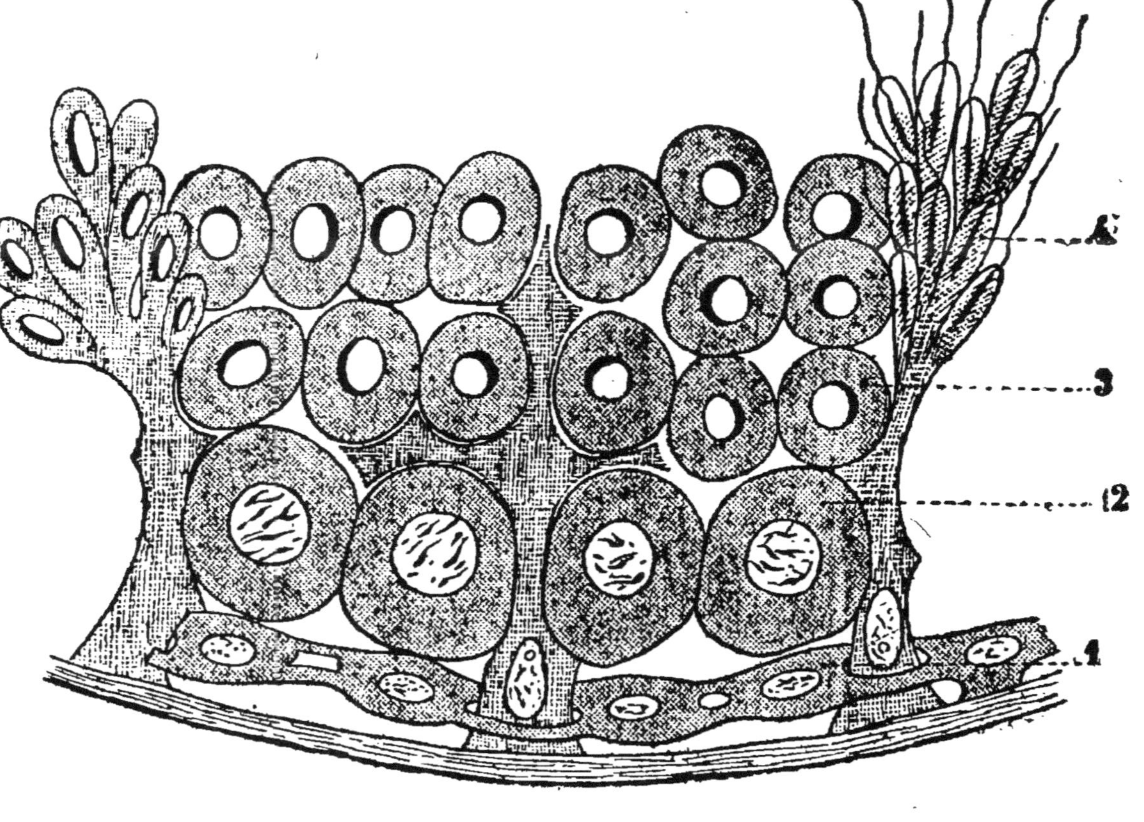

Fig. 8. — Formation des spematozoïdes.

1, 2, 3. Cellules en voie de transformation. 4. Spermatozoïdes sur le point d'être formés.

CHAPITRE VI

LA PUBERTÉ CHEZ L'HOMME

Si la puberté chez la femme a été l'objet d'études nombreuses et savantes il n'en est pas de même pour la puberté chez l'homme. Nous allons faire connaître dans ce qui va suivre les conclusions des travaux les plus récents sur ce sujet.

Il faut entendre par puberté l'ensemble des actes organiques qui s'accomplissent chez l'homme en vue de la génération et qui surviennent à un âge déterminé. Il faut faire une différence trop souvent oubliée entre la puberté et la nubilité. Celle-ci indique en effet l'idée d'une aptitude, tandis que la puberté implique celle d'une condition particulière qui favorise et rend possible l'existence de cette aptitude.

§ I. — Age de la puberté chez l'homme.

Haller prétend que c'est vers la treizième année ou un peu plus tard que la semence commence à se former chez l'homme. Beaunis dit que, chez l'homme, la sécrétion spermatique ne commence que de douze à quinze ans, mais, ajoute-t-il, le sperme ne contient pas encore de spermatozoïdes, et ceux-ci n'apparaissent qu'à l'âge de dix-huit à vingt ans. Landois donne une moyenne de quatorze à seize ans pour la puberté chez l'homme, et Frédéricq fixe de treize à quinze ans environ l'apparition de cette même fonction chez les hommes de la Belgique.

Dans le Nord de la France, Bierent, sur soixante cas observés, trouve que chez l'homme, la puberté a fait son apparition de treize à quinze ans. Dans cinq cas, cet âge de quinze ans a été excédé et dans huit fois la première éjaculation s'est produite avant treize ans.

Le même auteur fait remarquer que, pour que l'homme et la femme s'éloignent de cette sorte d'hermaphrodisme qui avait marqué leur enfance, et pour qu'ils soient dorénavant deux êtres absolument différents à tous les points de vue, il faut un laps de temps relativement assez long. On ne passe point brusquement de l'enfance à l'adolescence ; tout organe se développe progressivement, toute fonction s'établit presque insensiblement.

Le stade prémonitoire de la puberté s'appelle la pubescence. Ce mot vient du latin *pubescere* qui veut dire commencer à se couvrir de poils. La pubescence apparaît deux à six mois environ avant la puberté. Généralement même, le jeune pubère non prévenu ne s'aperçoit des poils follets qui couvrent son pubis qu'à l'époque de la première éjaculation. C'est également à cette époque qu'apparaissent les poils de l'aisselle, poils très fins et qui forment un duvet très léger.

L'instinct sexuel commence à s'éveiller ; les érections sont facilement produites ; et ceci tient au développement du pénis et à la grande quantité de sang qui afflue alors aux organes génitaux, préparant la spermatogénèse. Il est constant d'observer dès ce moment, chez les garçons, le début de la mue de la voix. « Les jeunes garçons, dit M. Ch. Vibert, ont très souvent des érections et sont capables de se livrer au coït avant que la puberté ne se manifeste par des signes ordinaires et avant que la sécrétion spermatique ne soit établie. »

Avec la première éjaculation apparaît la véritable période de transformation ; c'est en quelque sorte le bouleversement de toutes les fonctions organiques à l'unique profit des fonctions génitales. Le sujet est sans cesse tourmenté par une curiosité et une inquiétude qui trouvent un dérivatif grâce à son imagination et à ses rêves.

Ce stade n'est cependant que passager. On peut l'évaluer à un an environ. Quand il a cessé, le calme renaît insensiblement dans le corps et dans l'esprit. L'équilibre est rétabli entre toutes les fonctions, et l'harmonie règne entre tous les organes. Dorénavant ceux-ci ne seront plus les esclaves inconscients de la sexualité.

Le jeune homme grandit alors beaucoup ; la barbe lui pousse abondamment et contribue à la nouvelle expression de ses traits ; la mue de sa voix est terminée ; ses glandes sexuelles sont en plein fonctionnement, c'est pour lui l'âge de l'activité sexuelle et des passions.

Il ne s'étonne plus de ses sensations, il les raisonne, ses idées deviennent plus sérieuses et son jugement plus sûr ; il est dans l'entier épanouissement de l'intelligence et de la mémoire.

Au point de vue de la jurisprudence l'âge de la puberté est celui auquel la loi permet le mariage. L'âge légal de la puberté a varié suivant les époquès, suivant les pays et suivant les peuples. A Rome, l'âge légal de la puberté pour les hommes était de quatorze ans. En France, le législateur a fixé la puberté légale de l'homme à dix-huit ans. On remarquera que cet âge est supérieur à celui de la puberté véritable, mais agir autrement c'eût été vis-à-vis de la société une faute grave car c'eût été permettre des unions dont le produit n'eût pu être que des enfants non viables ou bien dégénérés.

§ II. — Influences diverses qui s'exercent sur la puberté.

Là où règne la misère physiologique, la puberté est retardée dans son apparition, tandis qu'elle est plus précoce chez ceux qui, bien nourris, ont un surcroît de réserves nutritives.

La constitution individuelle est aussi un facteur bien particulier dont il faut en l'espèce savoir tenir compte. Regardez une réunions de collégiens d'un âge à peu près égal, vous en verrez qui paraissent plus vieux que les autres parce qu'ils ont la barbe longue et fournie, de fortes moustaches et des traits vigoureux. Vous en verrez d'autres à côté de ceux-ci, chez qui l'embonpoint manque complètement, ils sont grands, maigres, chétifs, encore imberbes, ils ont les jambes hautes et le thorax peu développé. Les uns et les autres sont pourtant dans un état de parfaite santé, mais chez les premiers la glande génitale a commencé son fonctionnement de meilleure heure que chez les seconds.

Dans le même milieu, certains hâtent leur puberté par les excitations sexuelles venues du mauvais exemple, des lectures passionnelles et des récits malsains, et nous n'avons

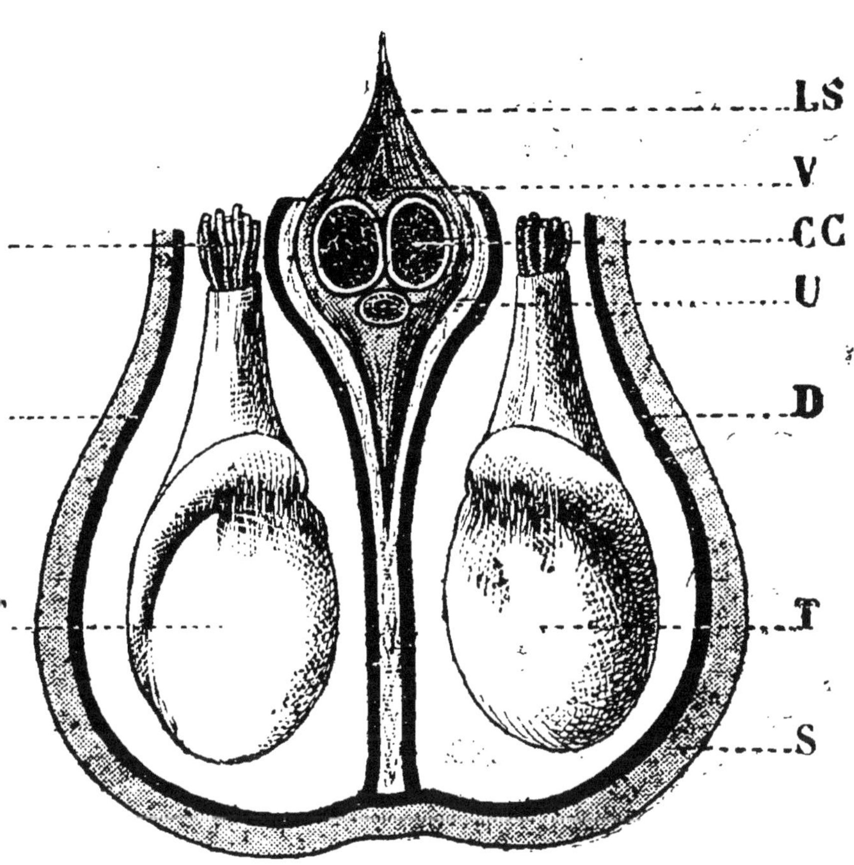

Fig. 9. — Testicules en place avec leurs enveloppes.

LS. Ligament suspenseur.
V. Veine dorsale de la verge.
CC. Corps caverneux.
U. Urèthre.
CI. Cordon inguinal.
D. Dartos.
T. Testicule.
S. Scrotum.

pas besoin de rappeler ici que l'onanisme est la plaie de l'internat dans les établissements d'enseignement secondaire, ni qu'il y a fauché à lui seul bien des existences.

La masturbation est capable de développer prématurément les signes physiques de la puberté. Ceux-ci se traduisent alors par une longueur et un volume notables du pénis, par la turgescence du gland, la longueur et la mobilité du prépuce, l'érectibilité très grande de la verge.

Il y a également des pubertés tardives auxquelles les physiologistes sont d'accord pour assigner comme causes, le développement insuffisant des organes sexuels, un mode d'éducation privée de toute excitation extérieure, enfin une insuffisance de la nourriture.

§ III. — Des modifications qu'entraîne la puberté.

Comme nous l'avons déjà dit plus haut, une des premières modifications apportées ar la puberté c'est l'apparition des poils. es poils follets commencent d'abord à cou· ir la région pubienne, ils gagnent ensuite peau du scrotum. La peau du creux axil- ire s'en garnit en dernier lieu.

Ces poils sont d'abord petits et effilés, ils ossissent ensuite et se frisent surtout dans région pubienne. Si, au niveau de l'ais- lle, on les trouve droits et raides, il faut en prendre à l'action de la sueur et à celle une abondante matière sébacée qui les lu- ifie.

La barbe est la dernière manifestation phy- que de la puberté; quand elle apparaît, il y longtemps que les poils ont déjà subi un veloppement notable.

Le système pileux se développe de plus en us au fur et à mesure que le sujet croît en e et l'on voit bientôt s'en couvrir le péri- e, le pourtour de l'anus (cette dernière loca- ation du développement pileux est spéciale 'homme). Chez les bruns, on voit très souvent la poitrine, surtout dans la région ste nale, se couvrir de poils abondants, longs, q descendent vers la ligne blanche de l'abd men et qui vont rayonnant jusqu'aux m melles.

Nous ne dirons rien de la couleur du sy tème pileux quant à ses rapports avec la fon tion génitale, car tout n'est que fable à propos. Ce qui est certain, c'est que les ch veux deviennent plus foncés au moment de puberté.

Par contre, il est indubitable qu'il exis un véritable parallélisme entre les organ génitaux et le système pileux. C'est ai qu'un développement rapide des poils, su tout de ceux de la région pubienne, accon pagne toujours une puberté précoce, tand que ce développement est retardé dans l pubertés tardives. Il y a longtemps qu'on signalé l'atrophie testiculaire chez les suje dépourvus de tout poil. Le cas des eunuqu au visage glabre, est bien connu.

En même temps qu'apparaissent les poils sur la peau, les organes génitaux externes, on voit se développer une pigmentation brune, au niveau du scrotum et du périnée. La face inférieure de la verge se pigmente très souvent en brun plus clair.

Les glandes sébacées prennent un développement considérable au moment de la puberté. L'humeur grasse et onctueuse qu'elles sécrètent, acquiert à la puberté, une odeur tout à fait particulière au creux de l'aisselle ; c'est le même sébum qui donne aux organes génitaux leur odeur propre. Cette odeur génitale est très accentuée au moment de la puberté ; c'est elle qui apparaît d'une façon périodique chez les animaux lors du rut. Il s'agit d'une odeur indéfinissable, *sui generis* mais très caractéristique.

Les saillies des muscles deviennent plus fermes et se dessinent fortement sous la peau ; cela tient à ce qu'ils augmentent beaucoup de volume à cet âge. Il s'ensuit que la force musculaire augmente notablement à la puberté.

Il semble bien qu'il faille mettre le développement et la force musculaire sous la dépendance stricte de la sécrétion séminale on sait en effet que la force des animaux châtrés diminue, et l'on connaît la gracilité féminine des eunuques chez lesquels le muscle est abondamment couvert de graisse et ne possède qu'une contractilité assez faible. On sait également que l'émission de sperme s'accompagne d'une déperdition de la force musculaire. La première éjaculation est toujours suivie chez l'adolescent d'une grande lassitude et d'une grande diminution des forces. « J'ai connu au collège, dit Broussais, un « jeune homme très robuste qui soulevait « 50 livres de moins qu'à l'ordinaire les jours « où il avait exercé un seul acte de mastur- « bation. » Tissot a également signalé l'excessive faiblesse dans laquelle tombent ceux qui se livrent à une masturbation habituelle.

Enfin, Brown-Séquard faisant son auto-observation avant et après injection de suc testiculaire, s'exprime ainsi :

« Mes membres, soumis à des mesures de leur force pendant la semaine qui a précédé mes expériences, et durant le mois qui a suivi la première injection, ont montré un gain très notable de force. Les fléchisseurs de mon bras droit mouvaient 34 kilogrammes et demi (de 32 à 37 kilos). Après cette injection, cette moyenne s'était élevée à 41 kilogrammes (de 39 à 44 kilos), le gain étant conséquemment de 6 à 7 kilogrammes : les fléchisseurs de l'avant-bras avaient aussi recouvré en très grande partie, la force qu'ils avaient il y a vingt ans. Ils mouvaient à cette époque (en 1863), 43 kilogrammes (de 40 à 46 kilos). »

Le développement du larynx subit lui aussi à l'époque de la puberté une influence qui aboutit à la mue de la voix. Les cordes vocales s'allongent et s'épaississent. Le temps

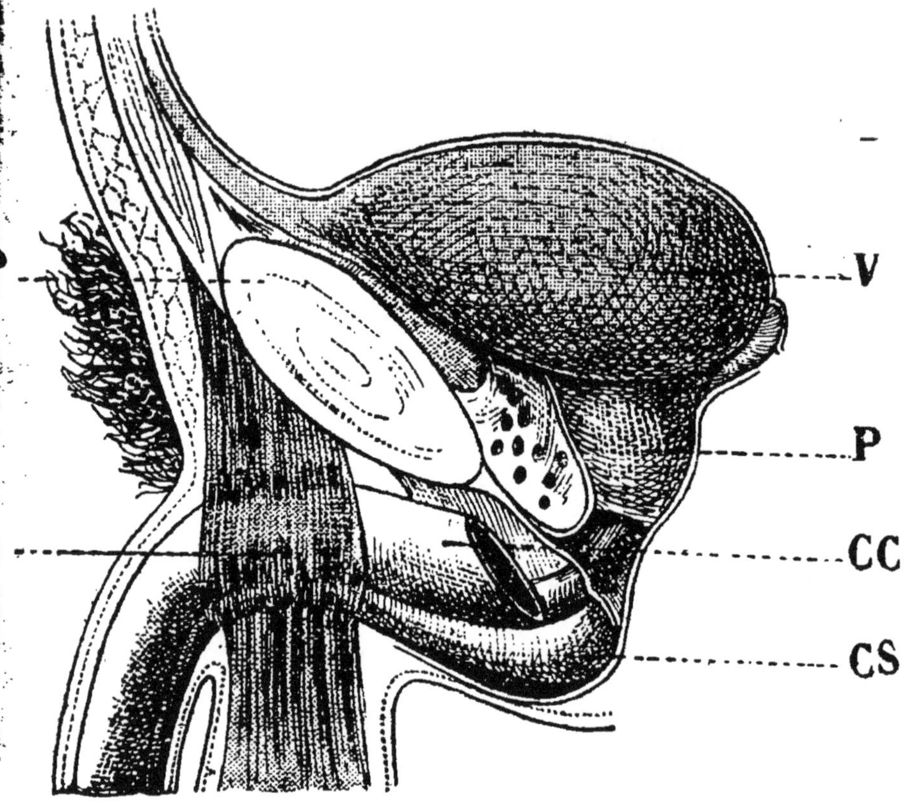

Fig. 10. — Muscle suspenseur de la verge.

SP. Symphyse pubienne.
V. Vessie.
P. Prostate.
CC. Corps caverneux.
CS. Corps spongieux.
MS. Muscle suspenseur.

nécessaire pour cette évolution varie de quel ques mois à un an et plus. Les changements des organes de la phonation sont en rappor très intime avec le développement des glan des sexuelles. En général on peut dire qu la voix est d'autant plus basse que l'apparei génital est plus développé. Remarquons à c propos les différents corollaires qui paraissen mettre le système pileux et le développemen de la voix sous l'influence de l'appareil gé nital. C'est ainsi que le brun a souvent u appareil génital très développé et que sa voi est très souvent d'une tonalité de basse ; le blonds sont dans des conditions de dévelop pement génital moindre, et leur voix est cell du ténor. Il ne faudrait cependant pas prendr ceci pour une règle, car les exceptions en so nombreuses. On remarquera toutefois, e faveur du parallélisme que nous avons étab que les eunuques ont une voix douce, e fantine, grêle. La castration d'un jeune suj empêche, comme l'on sait, l'accroisseme

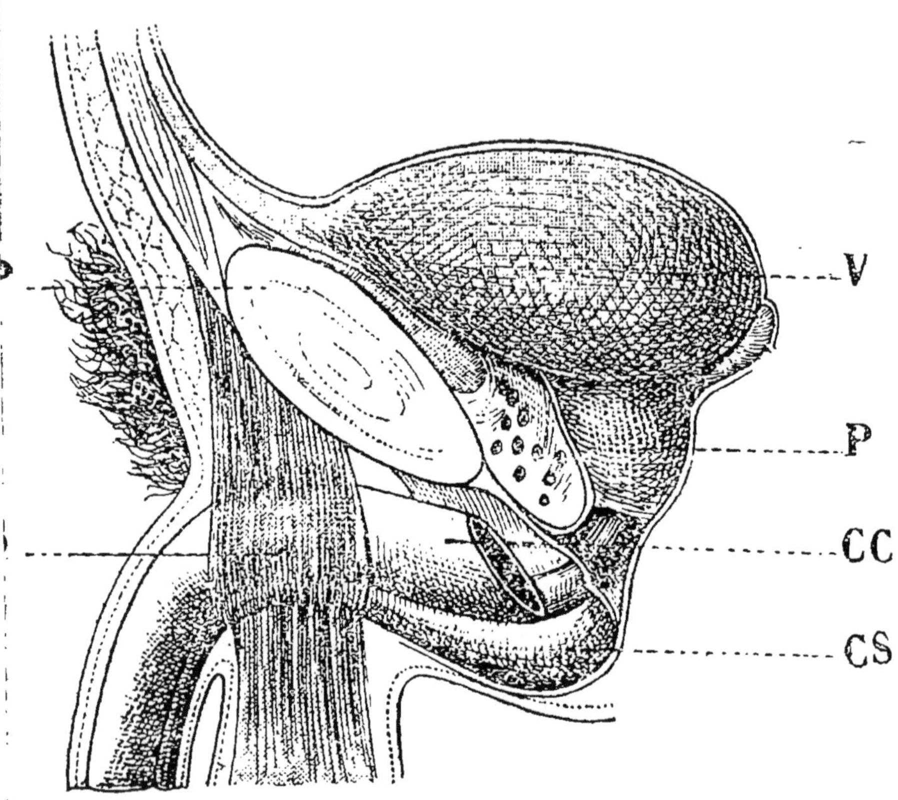

Fig. 10. — Muscle suspenseur de la verge.

SP. Symphyse pubienne.
V. Vessie.
P. Prostate.
CC. Corps caverneux.
CS. Corps spongieux.
MS. Muscle suspenseur.

de son larynx et lui conserve une voix pué-rile.

Les fonctions de nutrition sont très actives au moment de la puberté et celles-ci donnent un véritable coup de fouet à l'accroissement de l'individu. La ration d'entretien du pubère paraît exiger une assez grande quantité d'hydrates de carbone. Enfin la puberté active beaucoup les sécrétions. C'est ainsi, par exemple, que l'acide phosphorique est nettement diminué dans les urines, cet acide allant se combiner aux bases comme la chaux, pour entrer dans la constitution des os.

Un des caractères de la puberté et qui est d'une évidence absolue, est constitué par l'accroissement en longueur du système osseux. Ce phénomène revêt une importance capitale, car, c'est au développement de la charpente osseuse, qu'est surbordonné celui des muscles et il entre pour une part considérable parmi les différents facteurs qui interviendront dans l'activité sociale du sujet.

La puberté ressemble au point de vue moral à ce qu'elle était au point de vue physique ; c'est une phase aiguë, une période critique. L'instinct sexuel éveillé par des excitations qui ont leur point de départ dans les organes génitaux, amène des changements considérables dans l'état mental des pubères. Les passions s'exaltent, entretenues par toutes les illusions de l'âge et les rêves de l'imagination. Il en résulte que le jugement est difficilement éclairé par une logique sereine et que la volonté ne parvient que difficilement à s'affirmer au milieu de tant d'idées, de sensations, et de sentiments qui constituent l'homme nouveau.

Ces troubles psychologiques occasionnés par la puberté nous font comprendre ce pourquoi la folie est si fréquemment rencontrée à l'époque de la formation.

CHAPITRE VII

LE RETOUR D'AGE CHEZ L'HOMME

Fréquemment, le médecin se trouve consulté par un homme de quarante ans passés qui, sans être atteint de troubles graves, n'en souffre pas moins d'un changement profond survenu tout à coup dans ses aptitudes et dans ses goûts. Il se sent vieilli, lui qui était demeuré jusque-là alerte et d'un vie pleine de sève.

Le plus souvent, ce ne sont là que les phénomènes passagers d'une modification subie par l'organisme et dont la femme ne peut supporter les atteintes sans troubles autrement graves.

M. le Dr Maurice de Fleury, l'éminent

académicien, a récemment entretenu ses collègues de l'Académie de Médecine sur cet important sujet.

« Cette crise, dit-il, qui donne à l'observateur l'impression d'une crise d'âge, débute le plus souvent par des troubles digestifs : dyspepsie atonique, spasmes pyloriques, constipation tenace, gonflement de la région épigastrique et congestion du visage après les repas, dyspnée d'effort, essoufflement pour quelques marches qu'il faut monter, pour quelques pas qu'il faut courir.

Un grand sentiment de lassitude, jusqu'alors inconnu, écrase le malade, dont les muscles raidis, comme meurtris, ont peine à se mouvoir. Il semble que se soit rompu l'équilibre normal entre la force du sujet et le poids de son corps, tant il a peine à se porter lui-même, à se traîner. La nuit, il a des insomnies, et des somnolences le jour. Il souffre d'un endolorissement tenace, obsédant de la nuque, de maux de tête, avec constriction des tempes, aggravée d'une sensation bizarre de vide cérébral.

Tel autre a des crampes nocturnes, le phénomène du doigt mort. Sa sclérotique se nuance de jaune, de rose qu'il était naguère, son teint devient violacé et son embonpoint florissant revêt des airs de bouffissure.

Il éprouve de temps à autre, à la région précordiale, des angoisses qui font penser à l'angine de poitrine surtout s'il est fumeur. Il a gardé, d'une grippe récente, des sibilances persistantes, et qui, sur l'oreiller, jouent presque l'accès d'asthme. Et le patient se découvre un paquet hémorroïdaire, tandis que, aux membres inférieurs, serpentent, sous la peau, des veines apparentes. Il a des battements de cœur, des bouffées de chaleur au visage, et des bottes de glace. Son ordinaire vaillance sexuelle tourne, à présent, à la frigidité; le geste de l'amour a perdu de son agrément ; il est suivi le lendemain de courbature lombaire, de tristesse et presque de remords physique, d'ailleurs, les enveloppes de la glande orchitique pendent en ptose lamentable, et la crainte de l'impuissance vient encore aggraver cette atonie locale. Les urines rares, boueuses, déposent au fond du vase.

Un peu plus tard, le malade s'étonne de n'avoir plus, pour le travail, son entrain de naguère. Pour les tâches les plus faciles et qui, jadis s'accomplissaient avec une parfaite aisance, voilà qu'il lui faut dépenser un grand effort de volonté : une lettre à un fournisseur, un mot de politesse deviennent des tâches ardues. La mémoire n'a plus sa promptitude ni sa fidélité ; les noms propres, les chiffres ne viennent plus à l'appel de l'esprit ; et d'abondant, le verbe est devenu parcimonieux et craintif. D'ailleurs, la voix, qui sonnait claire, est sourde, maintenant, peureuse et chevrotante.

S'agit-il de prendre, sans délais, une décision importante ou futile ? Sa volonté, autrefois si prompte et si nette, tâtonne, estimant que les arguments pour et contre se valent, et trouvant, pour ne pas opter, cent prétextes. Hier encore, hardi d'allures, avenant et franc du regard, notre homme est devenu timide, il n'ose plus lever les yeux sur l'interlocuteur, et, dans la rue, il se détourne pour n'avoir point à affronter le salut d'un ami. D'ailleurs, ses traits se tirent, sa figure s'altère, et il redoute qu'on ne lui dise qu'il a mauvaise mine.

Devant la moindre difficulté de la vie, il tremble, envisageant invariablement le pire : ses entreprises tourneront mal ; sa santé est à tout jamais compromise ; et il voit les siens sur la paille. Il devient superstitieux. Devant ses proches, sa nervosité, qu'il ne gêne point, avec complaisance s'épanche.

Il est, en vérité, très malheureux, et il éprouve l'ardent besoin d'être pris en pitié. Or comme il mange encore, et d'appétit assez glouton, on se rit de ses doléances, ce qui

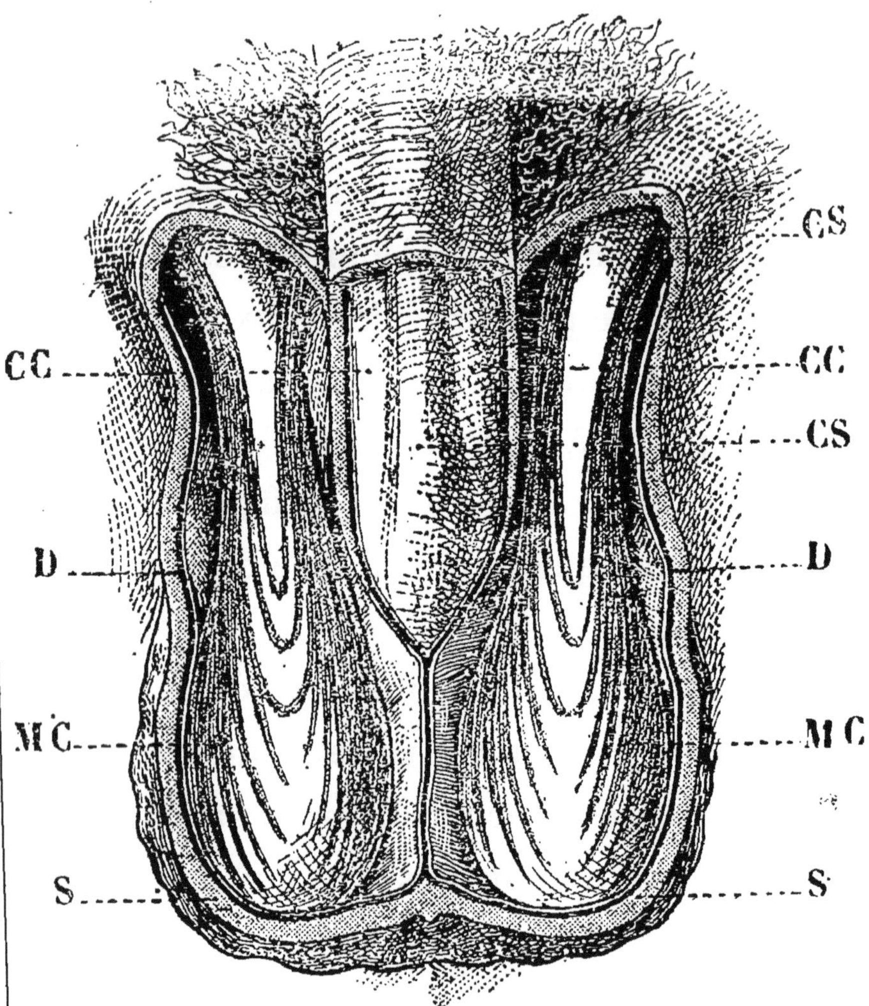

Fig. 11. — Enveloppes musculaires des testicules.

CSP. Cordon spermatique.
CC. Corps caverneux.
CS. Corps spongieux.
D. Dartos.
MC. Muscle crémaster.
S. Scrotum.

l'afflige ou l'exaspère ; aussi pour être plus touchant, il en vient inconsciemment à exagérer ses misères, à monter ses plaintes d'un ton. Et ce faisant, c'est lui surtout, qu'il persuade, car les paroles qui sortent de sa bouche rentrent en lui par ses oreilles et vont fortifier dans son esprit la conscience qu'il a déjà d'être très gravement atteint. Il pense à lui-même sans cesse. Il est triste d'une tristesse qui va aux larmes et parfois aux sanglots, à de pauvres sanglots d'enfants : triste et peureux de mille maladies.

Il est important de noter que cet état mental, fait essentiellement de tristesse et de crainte, n'est point primitif, mais chronologiquement secondaire aux signes somatiques que je décrivais tout à l'heure. C'est deux ou trois semaines seulement après confirmation de ses troubles digestifs, musculaires, respiratoires, génitaux, que le moral se prend. La dépression psychique ne se manifeste que quand les organes du corps se sont plaints au cerveau, pendant un certain temps, de leurs souffrances, de leur fatigue, de leur fonctionnement mineur, si l'on peut dire.

D'ailleurs, ce pénible état de langueur vitale varie d'un jour à l'autre, et, dans le même jour, selon l'heure qu'il est, selon la plénitude ou la vacuité de l'estomac, selon d'autres conditions encore, et plus physiques que morales. Sans doute, une bonne nouvelle, un événement agréable, ont sur notre malade, une influence bienfaisante ; pas moins, assurément, qu'un rayon de soleil ou qu'une heureuse digestion. Le matin notre patient est presque toujours abattu, sans courage, enclin à l'angoisse ou aux larmes : et le soir, aux lumières, voilà qu'il reprend vie, parle plus aisément, sourit plus volontiers. Il avoue ce bien-être et ne demande qu'à n'avoir point le sujet de se lamenter.

Il a consulté beaucoup de médecins. Les uns lui ont dit : « Vous n'avez pas de lésions organiques ; c'est purement nerveux : n'y pensez pas. » D'autres ont opiné : « C'est la crise du retour d'âge : beaucoup d'hommes y passent : ça s'en ira comme c'est venu. » Et lui cherche une médication qui passe en efficacité ces consolations médiocres.

Mais, dira-t-on, celui que vous nous montrez là, c'est le bon neurasthénique vulgaire, c'est le malade imaginaire, identique à lui-même, qu'il ait vingt-cinq ou cinquante ans. Quelques jours de repos, un peu de suralimentation, des douches, la rééducation psychique vont le guérir en quelques semaines, et vraiment, il n'était pas besoin de le décrire comme un type morbide singulier, et de venir parler de retour d'âge.

Eh bien non, ce n'est pas un neurasthénique vulgaire.

Ce n'est pas non plus un hystérique ; vous chercheriez en vain les stigmates physiques ou mentaux, y compris la suggestibilité. Ce n'est point un psychasthénique, car les troubles nerveux sont pour lui chose neuve : car son hérédité n'est pas chargée, et son passé, minutieusement fouillé, ne révèle rien des symptômes caractéristiques de la psychose baptisée par M. Pierre Janet.

Depuis que je vois des nerveux, j'ai recueilli, en quatorze ou quinze ans, 201 observations du type que je viens de dire, et mes malades ont été, non pas vus une fois, mais suivis avec soin, pendant plusieurs semaines, tout le temps de leur cure.

Chez tous, les accidents étaient venus d'une manière inattendue, après quarante années d'une vie on peut dire exempte d'accidents névropathiques. A vrai dire, ces sujets-là sont tout à l'opposé de ceux que nous décrit le professeur Dubois (de Berne), lesquels sont nés peureux, et qui, constamment, ont vécu sur les confins de la nosophobie. Les miens, je vous l'ai dit, étaient actifs et confiants, ardents au travail et au plaisir, intimement convaincus de leur invulnérabilité. Et comme ils se moquaient des malades imaginaires quand ils en rencontraient sur leur chemin! Chez eux, d'ailleurs, nous l'avons vu, la dépression physique précède manifestement la formation de l'état mental névropathique.

Autre signe différentiel, ces neurasthéniques de la quarantaine sont nettement rebelles à la cure psychothérapique, au moins pendant les premières semaines, et tant que leur état mental n'a pas eu le temps de se constituer en habitude invétérée. Sur 201 malades, 72 avant de venir à moi avaient passé par une maison de santé, française quelquefois, plus souvent encore étrangère. On les avait traités par les douches, le repos au lit, la suralimentation et la rééducation morale. Or malgré les incontestables avantages de l'isolement, de l'éloignement du milieu coutumier, de la rupture avec la vie d'affaires et de soucis, malgré le changement d'air, le parfait repos, et malgré l'éloquence persuasive du médecin traitant, presque tous étaient rentrés chez eux aussi malades et certains plus malades qu'ils n'étaient en partant.

C'est que l'on s'était presque uniquement attaché à soigner leur esprit et que l'on n'avait même pas pris la peine de faire une analyse sérieuse de leurs urines.

Or ces nerveux, pour les comprendre, il faut les examiner avec soin. Ils ne sont pas exempts de signes objectifs. Certains neurologistes se contentent de hausser les épaules dès qu'on leur parle d'examiner le cœur, les vaisseaux, l'estomac, l'intestin, le foie, les reins des névropathes. Une analyse mentale, analyse souvent orientée dans le sens d'une doctrine préconçue, leur suffit amplement. Je crois bien qu'ils se trompent, et qu'à force d'approfondir la psychologie du malade, ils s'empêchent de voir des signes somatiques qui, pour un médecin de médecine générale, auraient son importance.

Examinons donc le neurasthénique de l'âge mûr.

Presque toujours, nous lui trouvons un estomac distendu et parfois dilaté, un intestin atone, un foie au lobe gauche tuméfié et un peu douloureux, une paroi abdominale relâchée, des ptoses variées (souvent un rein flottant), un cœur gras et fatigué, ou bien encore un orifice aortique qui commence à donner des signes de sclérose, des varices, des hémorrhoïdes, un varicocèle ; une tension artérielle exagérée chez ceux qui sont en voie d'artério-sclérose, abaissée chez les autres ; une tension veineuse, et plus spécialement une tension portale manifestement élevées, souvent aussi de l'eczéma rebelle, de l'obésité, des articulations qui craquent, un peu d'emphysème pulmonaire.

Et si maintenant on pratique une analyse complète de l'urine des vingt-quatre heures, établie par rapport au poids et à la taille du sujet, on constate encore un certain nombre de symptômes, extrêmement fidèles, dont l'importance ne me paraît pas niable et qui

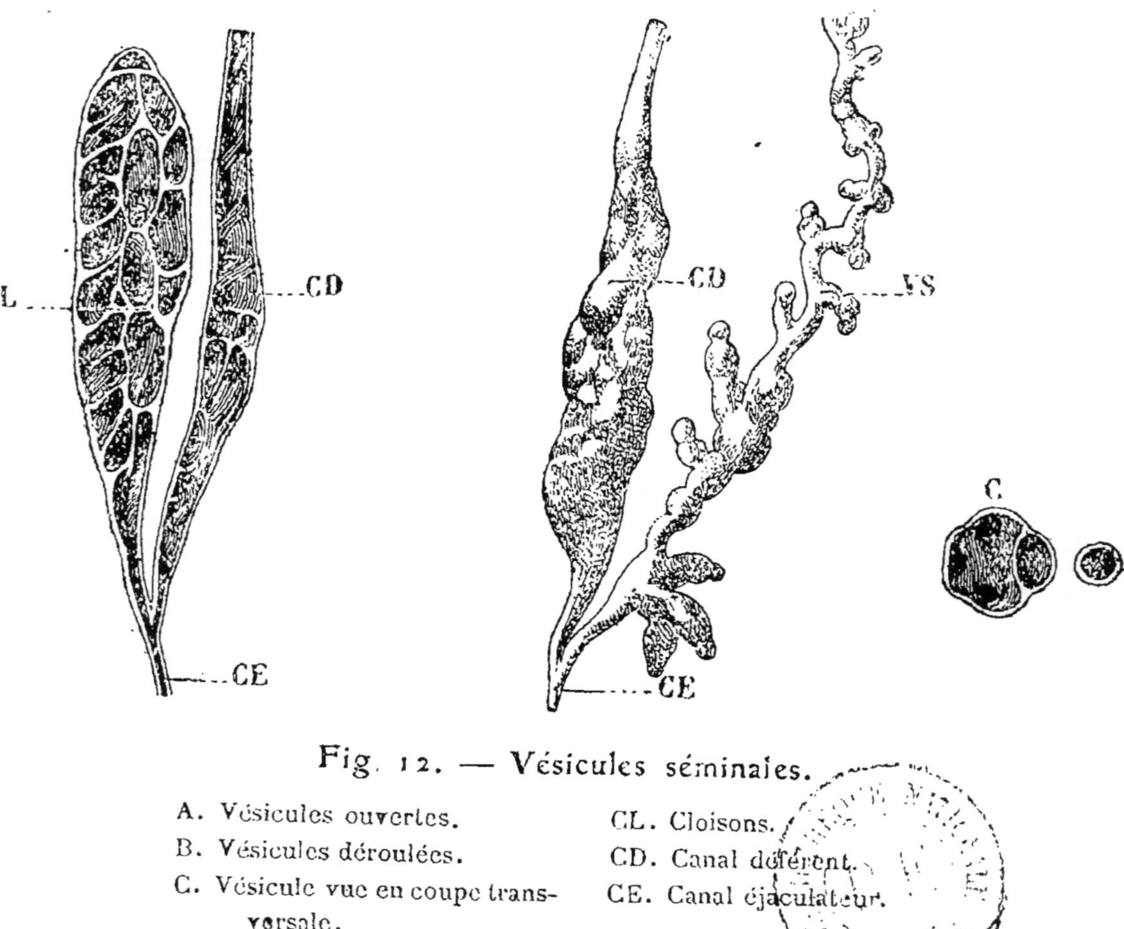

Fig. 12. — Vésicules séminales.

A. Vésicules ouvertes.
B. Vésicules déroulées.
C. Vésicule vue en coupe transversale.

CL. Cloisons.
CD. Canal déférent.
CE. Canal éjaculateur.

fournissent, en vue d'un traitement rationnel, des indications précieuses.

Mes 201 malades ont leur analyse d'urines antérieure au traitement ; un grand nombre en ont plusieurs, indicatrices des modifications en mieux de la nutrition, parallèles à l'amélioration de leurs malaises.

Voici la statistique des analyses initiales :

Volume de l'urine en vingt-quatre heures : augmenté, 25 fois, — normal, 36 fois, — diminué, 140 fois (70 %).

Densité : diminuée, 21 fois, — normale, 16 fois, — accrue, 164 fois (82 %).

Acidité : diminuée, 39 fois, — normale, 15 fois, — accruc, 147 fois (74 %).

Urée : diminuée, 82 fois, — normale, 29 fois, — augmentée, 90 fois (45 %).

Acide urique (par rapport à l'urée) : diminué, 30 fois, — normal, 9 fois, — accru, 165 fois (82 %).

Chlorures : diminués, 42 fois, — normaux, 16 fois, — augmentés, 143 fois (72 %).

L'élimination des phosphates s'est montrée

si variable qu'en vérité je n'en saurais rien dire.

J'ai rencontré seulement 13 fois sur 201 des doses pondérables d'albumine (de 10 à 50 centigrammes) ; 99 fois des traces non dosables.

L'indican apparaît.	111 fois (56 %).
La bile.	136 fois (68 %).
L'urobiline	36 fois (16 %).
L'oxalate de chaux	131 fois (66 %).
Les cristaux d'acide urique ou les urates	42 fois (21 %).
Les cellules du bassinet. . .	6 fois (3 %).
Les cylindres muqueux . . .	11 fois (5,5 %).
Les cylindres granuleux. . .	8 fois (4 %).

74 fois sur 100, le coefficient de Bouchard est au-dessous de la normale ;

Le coefficient de Robin, dit d'utilisation azotée, 58 fois sur 100.

C'est là le type, exaspéré, pourrait-on dire, de l'analyse des ralentis de la nutrition, caractérisée par la concentration de l'urine, l'hyperacidité, l'excès urique, l'indicanurie très marquée, la présence de bile, plus rarement d'urobiline, trahissant le surmenage du foie, une sécrétion rénale viciée, une hyperchlorurie parfois énorme, et de l'oxalurie. Tous mes malades n'avaient pas à la fois l'ensemble complet de ces signes, mais aucun d'eux ne fournissait d'urines normales. La nutrition de ces 201 névropathes était, avant le traitement, grossièrement troublée : l'intestin, le foie, le rein, la peau desséchée, le poumon, dont l'expansion inspiratoire était presque toujours diminuée, tous les organes d'élimination des déchets se révélaient au-dessous de leur tâche ; et cela est d'autant plus significatif que plus de la moitié de mes malades se suralimentaient sans le savoir, et que presque tous ne prenaient pas d'exercice au grand air.

De ce ralentissement, habituellement acquis, de la nutrition, de ces auto-intoxications par surmenage digestif et élimination insuffisante, de cet encrassement général de l'économie, de cette rouille, si j'ose le dire, quel est le mécanisme intime ?... Encore que j'ai prononcé le mot de retour d'âge, il est bien évident que rien ne se passe ici de comparable à ce qui se passe chez la femme lorsque prend fin la menstruation. Un grand nombre de mes malades se plaignent de frigidité, et il est vrai que leur appareil génital apparaît souvent assez humble. Mais ce n'est là rien de définitif, et presque tous retrouvent, tôt ou tard, un regain de virilité. Pourtant, il est une autre glande à sécrétion interne qui me paraît jouer un rôle dans la genèse de ce faux retour d'âge : je veux parler de la thyroïde. Son appauvrissement n'est pas, non plus, définitif, mais il me paraît évident et précoce dans la plupart des cas.

Demandons-nous, maintenant, s'il n'y a pas simple coïncidence entre cet état de nutrition ralentie, d'auto-intoxication, de vitalité mineure, et la survenue des symptômes névropathiques, énumérés plus haut ?

En vérité, est-il bien étonnant qu'un cerveau irrigué sans cesse par un sang charriant de la bile, et les substances provenant des putréfactions intestinales, ne soit pas en état de bien-être parfait ? Devons-nous trouver surprenant que l'esprit perde le sentiment de force, de sécurité, d'allégresse, d'euphorie, alors que, sans relâche, les centres nerveux enregistrent la notion de fatigue, de gêne, d'impotence fonctionnelle que lui envoient, par la voie sensitive, les organes splanchniques et tous les muscles de la vie de relation ? On ne peut guère concevoir qu'il en soit autrement. Et si, d'autre part, j'envisage les effets — presque toujours très nets — du traitement mis en vigueur, traitement qui se borne à modifier la nutrition retardante et à combattre la fatigue, sans jamais faire intervenir la psychothérapie, c'est bien d'une relation de cause à effet qu'il s'agit.

Chez les sujets de cette sorte, je m'abstiens systématiquement de toute rééducation morale, qui est peine perdue. Par contre, je les soumets à une cure très rigoureuse de nettoyage interne. Pour ceux qui ont les reins un peu touchés (albuminurie dosable, desquamation du rein ou du bassinet, oxalurie très marquée), le régime lacté : lait écrémé ou largement additionné d'eaux alcalines ; puis, le régime lacto-végétarien. Pour les autres, des légumes et des fruits, choisis et dosés de telle sorte qu'il n'y ait pas de dénutrition excessive ; des repas secs, très soigneusement mastiqués ; des boissons diurétiques abondantes, prises aux heures où l'estomac est vide ; les ferments lactiques en vue de combattre la constipation et l'indicanurie ; hypochloruration des aliments. Et, lorsque le malade a subi, pendant deux ou trois semaines, cette cure de nettoyage du milieu intérieur, retour progressif au régime normal, qui, désormais, devra rester modérément carné. Les pratiques hydrothérapiques (tub chaud), les frictions tièdes et alcoolisées, et surtout l'entraînement progressif à la marche au grand air, sont le complément de la cure.

En peu de jours, les urines changent d'aspect ; l'analyse révèle les plus heureuses modifications dans l'état de la nutrition, le malade ressent un sentiment d'allègement et de bien-être. Et toutes les fois que le mal n'est pas très ancien, et que l'état neurasthénique n'a pas eu le temps de se constituer, par habitude invétérée, une autonomie, ce régime, sans thérapeutique proprement dite, suffit pour améliorer considérablement l'ensemble des symptômes physiques et mentaux.

Comme il est, à tout prendre, un peu déprimant, ce régime, il faut souvent y joindre pour compléter la cure un traitement toni-

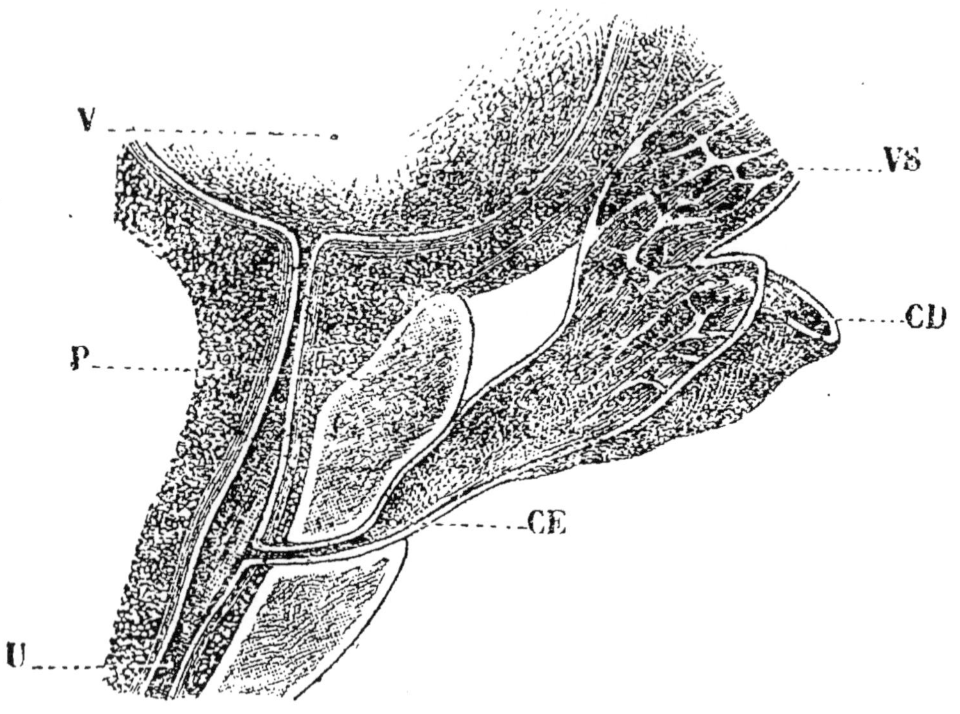

Fig. 13. — Orifice uréthral du canal éjaculateur.

V. Vessie.
VS. Vésicule séminale.
CD. Canal déférent.
CE. Canal éjaculateur.
U. Urèthre.

que et accélérateur des combustions organiques. J'ai eu fréquemment à me louer de l'emploi du corps thyroïde à doses initiales très minimes et très lentement progressives. Mais je ne souhaite point en voir se généraliser l'usage; chez des hommes au voisinage de la cinquantaine, l'utilisation thérapeutique de la glande thyroïde, fût-ce fraîchement préparée, exige une surveillance minutieuse, et ne va pas toujours sans inconvénients. Aussi lui préférai-je habituellement une médication tonique plus banale. Les injections hypodermiques de sérum artificiel légèrement concentré — médication excellente, pour peu qu'on sache la manier — remplissent bien l'indication, soit par leur action sur la tension artérielle, soit en stimulant directement le système nerveux central, grand régulateur de la nutrition, soit en tirant de sa torpeur l'appareil thyroïdien, qui, sous leur influence, reprend une activité moyenne. »

CHAPITRE VIII

L'HERMAPHRODISME

Par hermaphrodisme il faut entendre avec Littré, la réunion de quelques-uns des caractères des deux sexes chez le même individu.

L'hermaphrodisme fut longtemps considéré comme une injure à Dieu et à la nature, et les malheureux qui en étaient dotés se trouvaient mis à mort conformément aux lois.

A l'heure actuelle on s'efforce de rechercher les causes qui président à l'apparition de ces curieux phénomènes. La meilleure explication qui en ait été donnée jusqu'à ce jour est tirée d'un examen approfondi du premier développement des organes sexuels pendant la vie embryonnaire. On sait que nous sommes tous des hermaphrodites au début de la vie embryonnaire. Chez le fœtus en effet on trouve les deux organes masculin et féminin, mais le développement de l'un est arrêté dès les premiers mois tandis que celui de l'autre continue sa marche régulière. Si la différenciation des sexes peut ainsi s'opérer, il n'en est pas moins vrai qu'il s'agit là d'un stade secondaire à un hermaphrodisme primitif.

La seule classification logique et scientifique de l'hermaphrodisme est celle qui, avec Meckel, le divise en hermaphrodisme vrai et en hermaphrodisme apparent.

§ I. — Hermaphrodisme vrai.

L'hermaphrodisme vrai suppose la présence réelle et simultanée des glandes génitales mâles et des glandes génitales femelles. L'hermaphrodite possédera ainsi testicules et ovaires. Il pourra posséder de chaque côté un testicule et un ovaire (hermaphrodisme bilatéral), ou bien il n'aura un testicule et un ovaire que d'un seul côté (hermaphrodisme unilatéral), ou bien enfin il y aura un testicule d'un côté et un ovaire de l'autre (hermaphrodisme alterne).

Voici quelques cas d'hermaphrodisme vrai.

Cœlius Rhodigin raconte qu'à Ferrare naquit un corps monstrueux qui se trouvait doté de deux testicules et de deux ovaires.

Vrolik a fait en 1854 l'autopsie d'un homme mort à cinquante-huit ans et qui avait, à gauche et à droite, un ovaire et un testicule.

Arthur Durham a vu aussi de chaque côté un testicule normal ; au-dessus de chaque testicule existait un ovaire en état de dégénérescence.

Heppner a également examiné un jeune hypospate masculin qui avait un utérus, deux testicules et deux ovaires.

Les cas d'hermaphrodisme vrai alterne

sont beaucoup plus nombreux. En 1767, Mont fit l'autopsie à l'hôpital de Dijon d'un appelé Jean-Pierre Hubert qui avait des mamelles, une fente vulvaire, un vagin rétréci et un rudiment de matrice avec ovaire à droite. La lèvre vulvaire gauche contenait un testicule bien conformé dont le canal déférent débouchait dans une vésicule séminale contenant du sperme.

A l'autopsie d'une appelée Marie Dorothée, Maijer trouva un vagin, un utérus avec deux trompes qui aboutissaient à droite à un testicule et à gauche à un ovaire.

Reuter a eu l'occasion d'examiner trois jeunes frères provenant tous trois de la même mère, qui étaient affectés d'hypospadias et qui présentaient un ovaire d'un côté et un testicule de l'autre.

Le cas que Petit de Namur communiqua en 1728 à l'Académie des Sciences est demeuré célèbre. Un soldat muni d'une verge ordinaire, d'un scrotum avec deux testicules non descendus fut cependant trouvé porteur d'un vagin et d'un utérus.

§ II. — Hermaphrodisme apparent.

Les premières formes de l'hermaphrodisme apparent sont constituées par l'hypospadias et la cryptorchidie (non descente des testicules). L'hypospadias peut même se compliquer et donner naissance à un rudiment de vagin. Tel est le cas signalé par Stegbhner où chez une jeune fille qui paraissait avoir des organes génitaux entièrement féminins, on trouva à l'autopsie des testicules et nulle trace d'ovaire.

Une nommée Alexina qui avait été élevée dans un couvent jusqu'à l'âge de vingt-deux ans fut observée par Goujon qui, à son autopsie, trouva un pénis rudimentaire, un infundibulum simulant le vagin et dans lequel s'ouvraient les canaux éjaculateurs, un orifice uréthral situé comme chez la femme, des testicules incomplètement descendus et des vésicules séminales contenant du sperme.

Une appelée Catherine Hohmann observée par Rotkitanski qui avait des mamelles très développées, une verge hypospade et un scrotum divisé qui simulait une vulve, n'en était pas moins dotée de deux testicules.

En 1884, Guérin Rose a présenté un cas à peu près semblable à la Société médicale des Hôpitaux.

Julie D..., âgée de vingt-six ans, est restée à Lariboisière du 6 septembre au 8 octobre pour une fièvre typhoïde.

Elle est sortie guérie ; mais avant son départ, M. Guérin-Rose ayant été frappé de la singulière anomalie de ses parties génitales, en a fait prendre un moule exact.

C'est une personne qui, par la longueur des cheveux, la finesse et la douceur des traits, le développement des seins, l'absence de poils sur le corps, ressemble parfaitement à une femme. La vulve paraît au premier

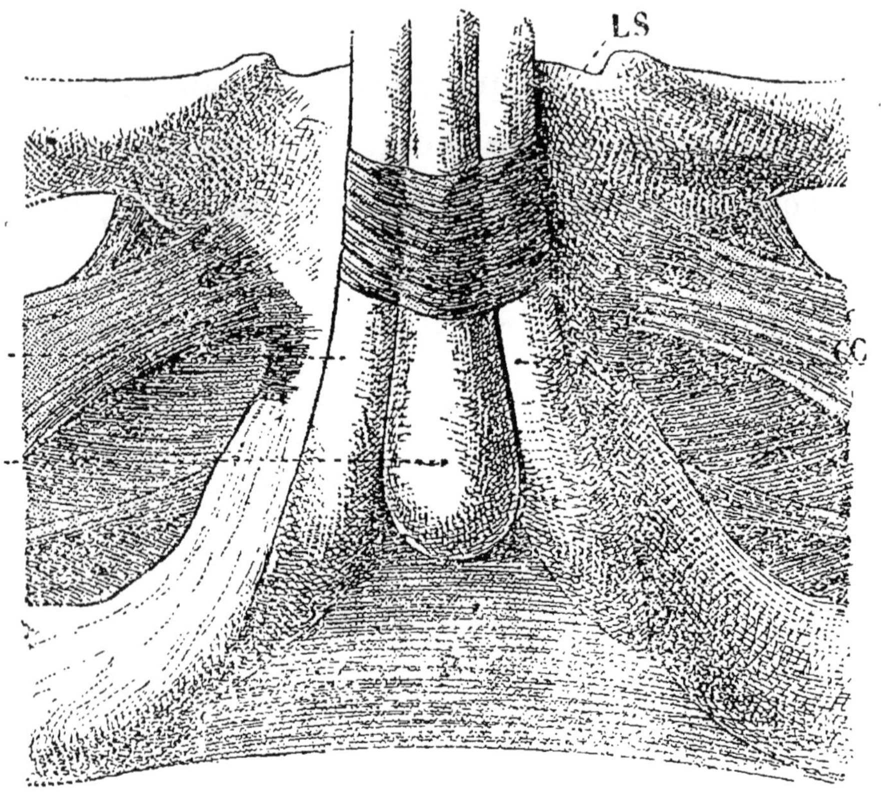

Fig. 14. — Ligaments de la racine de la verge.

LS. Ligament suspenseur formant sangle.
CC. Corps caverneux.
CS. Corps spongieux.
P. Périnée.

aspect normale. Mais on est bientôt étonné de la dimension exagérée du clitoris, qui a 35 millimètres de long, est curviligne et ressemble à un gland avec sa couronne préputiale. Ce gland est imperforé ; on voit cependant une petite dépression linéaire à la place où devrait se trouver le méat urinaire. Celui-ci auquel fait suite un urèthre très court, s'ouvre en réalité à 1 centimètre au-dessous du pénis clitoriforme ou du clitoris péniforme qui augmente de volume pendant l'érection en se recouvrant comme une verge.

A l'orifice vaginal ne se trouvent ni hymen, ni caroncules myrtiformes. Le vagin, de 9 centimètres de long, se termine par un cul-de-sac derrière lequel le doigt qui s'y meut à l'aise ne perçoit aucune saillie pouvant faire admettre la présence d'un col utérin. La palpation profonde de la région hypogastrique et des fosses iliaques n'y rencontre aucun organe pouvant être un utérus ou des ovaires.

Cette femme n'a jamais eu de règles, ni aucun symptôme qui ressemble à une fluxion utéro-ovarienne périodique. En revanche, dans l'épaisseur des grandes lèvres, sur les parties latérales de ce pénis ébauché ou clitoris gigantesque, se sentent par la palpation et se voient par le relief deux saillies qui doivent être des testicules.

Cet être anormal ne s'est jamais senti attiré que vers le sexe masculin ; Julie a eu des relations sexuelles avec un homme, mais n'a éprouvé de sensation voluptueuse que par la friction de la muqueuse vaginale ; les attouchements du pseudo-clitoris lui sont indifférents.

Tel est encore le cas signalé par Magitot à la Société de Chirurgie en 1881.

Il s'agit d'une personne âgée de quarante ans enregistrée à sa naissance dans la catégorie, des individus appartenant au sexe féminin, et dont l'éducation a été dirigée dans ce sens.

Vers l'âge de quatorze ans est survenu à trois reprises différentes et à trois mois d'intervalle chaque fois, un écoulement sanguin par les organes génitaux, mais qui ne s'est plus reproduit. En même temps les seins ont augmenté sensiblement de volume.

Ayant alors du penchant pour les hommes, elle se maria à dix-sept ans ; les rapports sexuels furent très incomplets.

Après son mariage une révolution complète s'est opérée dans ses instincts génésiques, c'est vers les femmes que se sont décidément portés depuis lors ses penchants ; si bien, que devenue veuve depuis une dizaine d'années, elle a été l'amant de plusieurs femmes.

Sa taille est de 1m78 ; les cheveux sont noirs, ainsi que la barbe qui est assez abondante ; la voix et les allures sont efféminées ; les mains sont charnues et vigoureuses. Les seins sont assez volumineux ; le bassin manque d'ampleur. Le volume de la verge est celui du pénis d'un enfant d'une dizaine d'années, il y a hypospadias, scrotum bifide, et contenant un testicule dans chacune de ses parties. Au fond du sillon de séparation des parties scrotales existe un infundibulum admettant à peine le petit doigt et dans lequel on ne constate pas trace de col utérin.

Le pénis est susceptible d'érection; il se produit des éjaculations spermatiques ; le sperme a les apparences du liquide normal mais le microscope n'y découvre pas de spermatozoïdes.

§ III. — Aspect extérieur des hermaphrodites.

L'aspect extérieur des hermaphrodites se modifie en même temps que leurs organes génitaux prennent l'allure trompeuse que nous venons de décrire.

« En même temps, dit Isidore Geoffroy-Saint-Hilaire, que les organes sexuels prennent une ressemblance plus ou moins marquée avec ceux de la femme, l'organisation tout entière se modifie dans le même sens, et s'empreint véritablement d'un caractère féminin. Ainsi le larynx est peu saillant et la voix peu grave. La barbe est rare et quelquefois manque presque entièrement. Une peau douce, délicate, portant à peine quelques poils, et soutenue par un tissu adipeux, bien développé, recouvre des muscles peu saillants La poitrine étroite, le bassin élargi, les membres petits, rappellent par leurs proportions ceux de la femme. Enfin, les mamelles arrondies plus ou moins volumineuses, pourvues de mamelons bien prononcés, viennent compléter une ressemblance qui souvent s'étend jusqu'au moral. »

Alexina, le pseudo-hermaphrodite mâle, si bien étudié par Tardieu, était brun et avait $1^{m}59$ de taille. Les traits du visage n'avaient rien de bien caractéristique et restaient indécis entre ceux de l'homme et ceux de la femme. La voix était douce, avec quelques sons graves et masculins. Un léger duvet recouvrait la lèvre supérieure. La poitrine était plate comme celle d'un homme et sans apparence de mamelles. Les membres supérieurs n'avaient rien des formes arrondies qui caractérisent ceux des femmes bien faites; ils étaient très bruns et légèrement velus. Le bassin et les hanches étaient ceux d'un homme.

§ IV. — Les hermaphrodites et la prostitution.

Ceux-ci, par leur aspect extérieur rappelant l'habitus et les allures de la femme, devaient être une proie facile pour la prostitution masculine. Tel est l'exemple suivant, si topique, rapporté par M. E. Laurent, dont les documents sur la pègre contemporaine resteront comme des modèles d'érudition et d'observation scientifique.

« Un jour, dit-il, dans son ouvrage sur les *Bisexués,* on amena à l'infirmerie de la Santé un drôle de dix-sept ans, qui en paraissait à peine quatorze ou quinze. Immédiatement il fut l'objet de nombreuses propositions et les rendez-vous étaient déjà donnés pour la nuit dans les cabinets. De crainte de rixe sanglante, je dus le faire réintégrer dans sa cellule.

Comme je tentais de lui expliquer l'intérêt qu'il y avait pour lui à quitter l'infirmerie, il me répondit avec un cynisme rare :

— Oh ! il y a longtemps que j'y suis passé pour la première fois ! Allez, quand je serai en centrale, je ne mourrai pas de faim ; je choisirai mon petit homme.

J'en ai observé un autre dont l'histoire est bien curieuse et vaut la peine d'être rapportée un peu plus longuement.

Henri a dix-huit ans. Il a été amené jeune à Paris par sa mère qui était venue se placer comme cuisinière. Il fréquenta peu l'école où les leçons l'ennuyaient, préférant l'école buissonnière, courant après les omnibus avec des

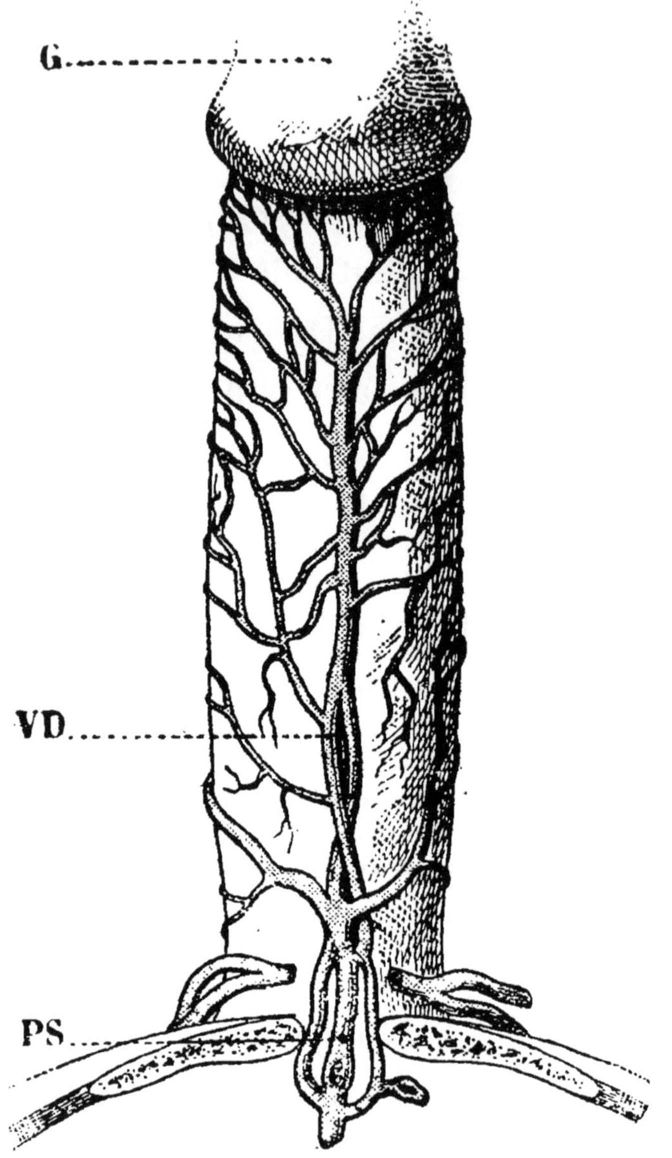

Fig. 15. — Veine dorsale de la verge.

G. Gland.
VD. Veine dorsale.
PS. Plexus Santorini (plexus veineux).

polissons de son âge, dévalisant les plates-bandes des squares ou faisant des niches aux sergents de ville. Néanmoins il sait lire et écrire d'une façon suffisante.

A l'âge de quatorze ans, il entra comme groom au service de la comtesse de X... qui prit également sa mère comme cuisinière. La comtesse n'était qu'une comtesse de contrebande, une horizontale de haute marque. Henri la charma par ses grâces d'éphèbe et il devint bientôt son page favori. Juché derrière son huit-ressorts quand elle allait au bois, à la porte de son antichambre pour prendre la carte des visiteurs, en ville, au théâtre, partout enfin, il était présent aux côtés de sa maîtresse. Là, il fut témoin de scènes qui ne manquèrent pas de développer les mauvais instincts qu'il portait en lui.

Pourtant, bien qu'il fût choyé par la comtesse, bien qu'il n'eût pour ainsi dire rien à faire, cet état ne convenait pas à son humeur vagabonde de Gavroche parisien. Il eût préféré courir nu-pieds dans la rue et n'être au service de personne.

Un soir il accompagna sa maîtresse au Châtelet où l'on donnait une première. Il abandonna furtivement son poste auprès du coupé pour s'en aller rôder autour des voitures ambulantes des marchands d'oranges. Là, il rencontra quelques anciens camarades d'école et de fredaines. Il renoua connaissance avec eux sur le comptoir d'un marchand de vin.

Le lendemain, le groom désertait la maison de la comtesse pour venir retrouver ses anciens amis. C'était une douzaine de jeunes gens de quatorze à vingt ans, vivant tous de pédérastie, sous la protection de sinistres gaillards ayant la plupart le double de leur âge, formant ainsi des ménages où le mari était un homme et la femme un adolescent, le premier faisant fructifier le dernier qu'il considérait comme sa chose et qu'il appelait sa « travailleuse », sa « persilleuse », sa « honteuse ».

Au bout de deux jours, Henri le Blondin comme on l'appelait, était là avec un de ces Don Juan de pissotière qui en fit rapidement une « fleur fauchée » et se chargea de son éducation.

L'élève fit de rapides progrès. Il apprit vite à rendre sa démarche lascive, ses gestes provocants, ses prunelles inviteuses. Il rôdait place du Châtelet, autour des vespasiennes des Halles, autour des stations d'omnibus, endroits où l'on a le plus de chances de rencontrer des « rivettes » (amateurs), satisfaisant le plus souvent ses clients sur place ou bien dans un hôtel borgne du voisinage.

Henri ne resta pas très longtemps avec ces individus. Ses grâces juvéniles le firent remarquer d'autres spéculateurs à mise plus élégante et d'un ordre plus élevé dans le vice.

Il se trouva un jour confortablement installé dans un hôtel meublé du faubourg Montmartre. Alors il ne fréquenta plus que les cafés des boulevards, se promenant dans le passage Jouffroy, dans la galerie Vivienne, au Palais Royal ou au jardin des Tuileries les jours de musique. »

CHAPITRE IX

LES HERMAPHRODITES DEVANT LA SOCIÉTÉ

§ I. — Dans l'antiquité, le moyen âge et les temps modernes.

On conçoit que les hermaphrodites aient toujours attiré l'attention des peuples. Dans l'antiquité, l'hermaphrodite se trouve mêlé aux fables mythologiques et aux superstitions religieuses. C'est ainsi que pour les Grecs, Aphrodite, leur déesse favorite, était munie tout à la fois d'organes mâles et d'organes femelles.

Pour les anciens, l'alternance des sexes se faisait rapidement, même d'une façon toute soudaine. Tel est le cas de Tirésias, rapporté par Ovide et Hésiode : en marchant sur des serpents, Tirésias tua la femelle, il devint femme aussitôt ; sept ans après, dans une même rencontre, il tua le mâle, il en redevint homme immédiatement.

Tous les vices de l'antiquité ayant trait aux perversions du sens génésique étaient mis sur le compte de l'hermaphrodisme. La pédérastie, l'amour lesbien étaient pour les auteurs anciens des manifestations de l'hermaphrodisme. Quand il parle de la grande prêtresse du culte homosexuel qui régnait en l'île de Lesbos, Horace parle de la *Mascula Sapho.*

Mais il s'agissait plutôt là de pseudo-hermaphrodites. Lorsqu'un enfant venait au monde avec les attributs nettement caractérisés de l'un et de l'autre sexe, cette naissance était considérée comme un mauvais présage et le Conseil des Aruspices condamnait le monstre à être précipité dans le Tibre.

Cette superstition s'éteignit cependant avec les progrès de la civilisation romaine. On vit même l'hermaphrodite cesser complètement d'être regardé comme d'un aussi mauvais présage qu'une pluie de pierres ou de sang et se trouver honoré, choyé par certains débauchés de l'Empire en corruption.

Les lois romaines s'occupèrent de la situation de l'hermaphrodite devant la société et cela n'est point pour nous étonner, car si formidables qu'aient été les efforts du Progrès, nous sommes toujours les tributaires du Code romain.

De ces textes de lois, il est facile de déduire les données médicales accréditées à cette époque sur les hermaphrodites. Aucune donnée scientifique ne se trouvait naturellement étayée et, le plus souvent, on tablait sur des apparences et les médecins n'étaient que rarement consultés quand il s'agissait de préciser un sexe douteux.

Avec le Moyen Age et le règne de la religion catholique, nous voyons renaître toutes les discussions et toutes les menaces, au sujet des hermaphrodites. On les considéra comme

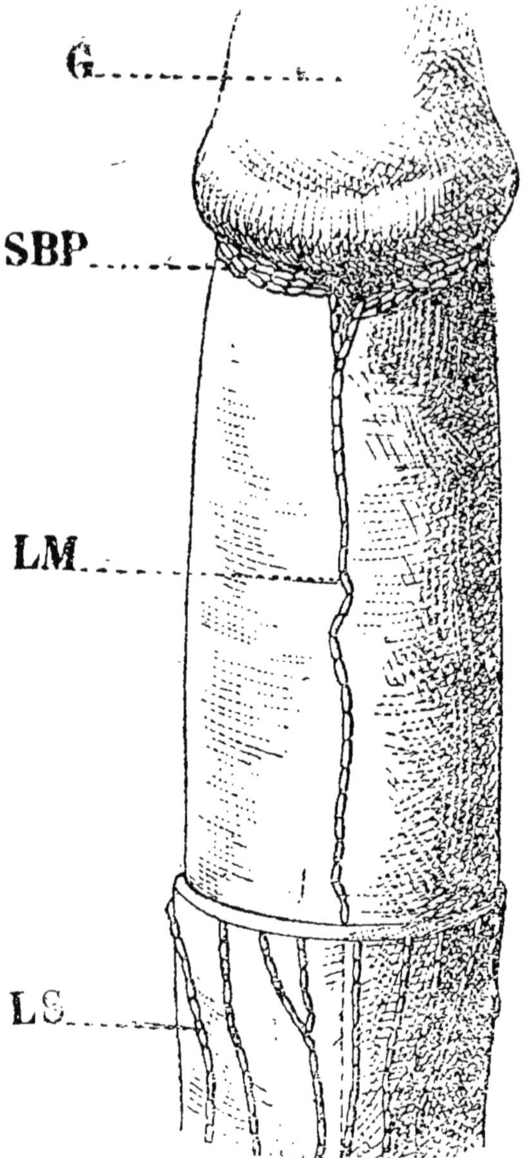

Fig. 16. — Vaisseaux lymphatiques de la verge.

G. Gland.
SBP. Sillon balano-préputial.
LM. Lymphatique médian.
LS. Lymphatiques superficiels.

des monstres et l'on est étonné de voir un médecin du XVIe siècle, Gaspard Bauhin, anatomiste célèbre sans doute mais chez qui la foi primait sans doute la science, s'écrier que les êtres qui étaient moitié homme et moitié femme faisaient injure à la Nature et qu'ils devaient être mis à mort

C'est à Zacchias dont la belle figure resplendit sur toute la médecine légale que les hermaphrodites durent de ne plus être mis à mort.

Dès lors, de graves discussions surgirent où prirent part les théologiens et les jurisconsultes pour décider si les hermaphrodites pouvaient se marier, si on les pouvait admettre dans les ordres, s'ils pouvaient prendre possession d'un héritage, etc... Il n'était guère admis de règle générale et chaque cas particulier exigeait une procédure aussi longue que compliquée.

Pour ce qui est du mariage, celui-ci n'existait pas si aucun sexe n'était distinct; si l'un des sexes prévalait, il avait lieu suivant ce sexe. Dans le doute, on laissait le choix du sexe à l'hermaphrodite, mais en lui faisant jurer de s'en tenir au sexe choisi.

On supposait alors que l'hermaphrodite pût avoir des organes parfaits des deux sexes. Il n'avait pas le droit de se servir des uns et des autres à sa guise. Le choix devaient en être fait d'une façon catégorique et définitive et la peine capitale atteignait celui qui transgressait cette loi.

« Et à ceux-ci, dit Ambroise Paré, qui ont les deux sexes bien formés et s'en peuvent aider et servir pour la génération, les lois anciennes et modernes ont fait et font encore élire de quel sexe ils veulent user, avec défense, sous peine de perdre la vie, de ne se servir que de celui auquel ils auront fait élection. Et aucuns en ont abusé de telle sorte que par un usage mutuel et réciproque paillardaient de l'un et de l'autre sexe, tantôt d'homme, tantôt de femme, à cause qu'ils avaient nature d'homme et de femme proportionnée à tel acte. »

Montaigne parle d'ailleurs d'une femme des environs de Plombières, mariée comme telle, et qui, son véritable sexe ayant été reconnu, fut pendue parce qu'elle avait fait un mauvais usage de ses organes.

Le dernier procès de ce genre où la question pénale se mêlait au droit civil et religieux est celui d'Anne Grandjean, prétendue hermaphrodite, dont le mariage fut annulé en 1765 par le Parlement de Paris, après une longue détention. Baptisée comme fille à Grenoble en 1742, elle éprouva plus tard des instincts qui n'appartenaient pas au sexe qui lui avait été donné. Elle se maria comme garçon à Chambéry en 1761. Ce fait étant dénoncé, les magistrats de Lyon décrétèrent de prise de corps la prétendue hermaphrodite. On la mit dans un cachot, les fers aux pieds, et on finit par la condamner à être attachée au carcan avec un écriteau portant ces mots : « Profanateur du sacrement de mariage », à être ensuite fouettée par l'exécuteur de la Haute Justice et à un bannissement perpétuel.

Sur l'appel de la sentence, Anne Grandjean fut transférée à Paris. Ses organes furent examinés : « Mentale qui sortait des grandes lèvres, au-dessus du méat urinaire, gland imperforé, deux espèces de testicules vers l'orifice, point de barbe, organe distinctif du sexe féminin mêlé avec plusieurs signes trompeurs de la virilité. » Le Parlement considérant l'état de l'accusée et sa bonne foi, n'aperçut en elle qu'un individu que la nature elle-même avait trompé, et par arrêt du 10 janvier 1765, la sentence de la sénéchaussée de Lyon fut infirmée quant aux peines prononcées contre Grandjean. Le mariage fut déclaré nul et abusif. Il fut enjoint à Anne de reprendre l'habit de femme.

§ II. — Les hermaphrodites et le mariage actuel au point de vue civil.

Tout d'abord il est un fait qu'il faut bien mettre en évidence au début de cet article, c'est la difficulté qu'un homme de l'art, un médecin, peut trouver à définir et à certifier le sexe d'un individu.

Les magistrats, quand ils ont pareille matière à juger, s'en réfèrent à présent à l'expertise médicale. Celle-ci, pour offrir toute chance de certitude et éviter complètement toute chance d'erreur, doit examiner les signes physiologiques, les organes génitaux, l'attitude et la démarche et l'état général du sujet.

On sait ce qu'il faut entendre par signes physiologiques, ce sont les écoulements menstruels, les pollutions diurnes ou nocturnes, les érections, etc. Il y a là de nombreuses causes d'erreur.

Quant à l'état général il use surtout cette

grande quantité de caractères sexuels secondaires mal étudiés en France et qui ont trait au squelette, au muscle, au système pileux. On sait, en effet, que Casper attribuait une grande valeur, comme caractère distinctif des sexes, à la disposition des poils du pubis, plantés en cercle chez la femme, disposés chez l'homme en triangle dont l'angle supérieur se dirige vers l'ombilic.

La démarche, l'attitude du sujet sont des arguments d'une valeur hasardeuse. On connaît l'histoire de ce cocher qui fumait, se grisait, jurait, avait eu deux blennorragies et sur lequel on trouva à l'autopsie deux ovaires et un utérus rudimentaire.

Quant à l'examen des organes génitaux, il s'agit là encore d'une précision difficile à formuler. La présence d'un testicule ne peut pas toujours être affirmée. Il arrive, en effet, que ceux-ci restent toujours atrophiés et cachés derrière l'anneau inguinal et qu'ils échappent alors à tout examen manuel, direct.

Brouardel a signalé trois signes locaux d'une grande importance dont la connaissance est absolument nécessaire pour certifier la nature masculine du sexe : 1° Le pénis rudimentaire présente à sa base un sillon, une sorte de bride cutanéo-muqueuse qui le fait replier en bas. Jamais on ne trouve ce sillon sur le clitoris ; 2° Les grandes lèvres écartées, on ne trouve rien chez l'hypospade qui ressemble aux petites lèvres ; il n'existe pas un seul exemple de nymphes chez les hypospades ; 3° Ces pseudo-hermaphodites ne possèdent pas non plus d'hymen. Et en supposant qu'on ait affaire à une femme, chez laquelle cette membrane a été détruite par le coït, on rencontrerait au moins des caroncules myrtiformes, ou des lambeaux déchirés.

Quand cette expertise médicale a été faite il faut invoquer quelque article du Code pour introduire une demande en divorce. On a essayé de faire valoir les motifs suivants.

On a invoqué, à plusieurs reprises, l'arti-

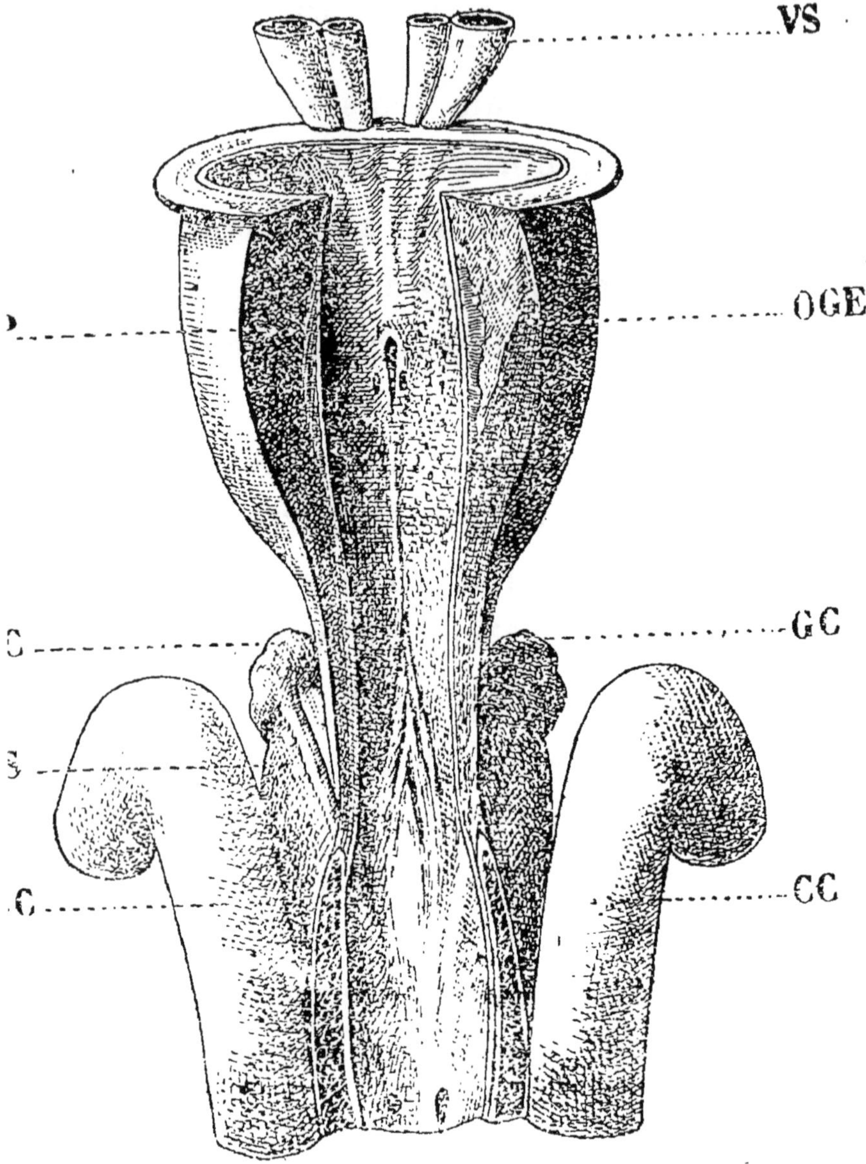

Fig. 17. — Musculature profonde de la verge.

VS. Vésicules séminales.
P. Prostate.
OGE. Orifice du canal éjaculateur.
GC. Glande de Cooper.
CS. Corps spongieux.
CC. Corps caverneux.

cle 180 du Code civil. Cet article vise l'absence complète ou le vice du consentement, résultant de la violence ou de l'erreur.

Dans les cas qui nous occupent on prétend qu'il y a erreur dans la personne. « Si j'avais su ne pas épouser une personne de tel sexe je ne me serais pas uni à elle », et le conjoint ainsi trompé demande que l'acte civil soit annulé.

En réalité il n'y a pas erreur sur la personne, car c'est bien la même personne que celle convoitée, il n'y a pas eu substitution, l'identité physique est parfaite. Sans doute il y a erreur sur la qualité, mais si la jurisprudence admettait cette raison comme ayant une valeur quelconque au point de vue de la nullité du mariage, on ne sait ce qu'une base aussi incertaine pourrait amener. Le conjoint pourrait toujours invoquer quelque tare physique peu apparente et se dire trompé sur la qualité

Au surplus, l'article 181, en de nombreux

cas, serait capable de réduire à néant les prétentions de ceux qui voudraient invoquer les conclusions de l'article 180, puisqu'il stipule qu'une « cohabitation de plus de six mois, depuis la découverte de l'erreur », annihile toute réclamation devant la justice.

L'impuissance était jadis un motif qui rendait valable « la déclaration en nullité du mariage ». Nous avons, dans un autre ouvrage, décrit toutes les précautions que prenaient les enquêteurs, magistrats et médecins, pour s'assurer de cette impuissance.

Aujourd'hui ces enquêtes choqueraient profondément notre sens moral et le mot d'impuissance n'est même pas inscrit dans notre code. Aussi ne saurait-on faire valoir un tel argument pour dissoudre le mariage où l'homme n'est qu'un hermaphrodite incapable de donner à l'épouse les joies de la maternité.

Au surplus, si la procréation est le but principal et naturel du mariage, elle ne l'est pas tout entière. La Cour de Caen a rendu sur ce point, un arrêt très motivé, en date du 16 mars 1882. Nous y relevons, entre autres considérants : « Que le mariage est avant tout, *consortium omnis vitæ*, c'est-à-dire l'union de deux personnes intelligentes et morales ; qu'il doit être contracté entre un homme et une femme ; que cette condition est nécessaire et suffit à son existence ; que la femme ne peut être abaissée, au point de ne la considérer que comme un appareil sexuel et de ne voir en elle qu'une organisation propre à faire des enfants et à satisfaire les passions du mari ; que la possibilité de la création d'enfants et d'une cohabitation charnelle n'est pas absolument essentielle à l'existence du mariage ; que cette possibilité fait souvent défaut, par exemple dans les unions *in extremis* et dans celle des vieillards d'un âge très avancé. »

Pour les cas d'identité de sexe, nous ne pouvons mieux faire que reproduire ici un passage du savant travail de M. Jalabert sur la question : « Que la différence des sexes soit une condition d'existence du mariage, c'est ce qui est évident en soi : toutes les définitions de l'union conjugale l'expriment et toutes les dispositions de la loi le supposent. Entre deux individus de même sexe, il n'y a qu'un simulacre de mariage ; aucune action n'est nécessaire ; aucune prescription ne peut être invoquée ; à toute époque la preuve peut être apportée par les intéressés. Les tribunaux n'ont qu'à constater le fait ; ils n'annulent pas ce qui était simplement vicieux, c'est-à-dire une union qui subsisterait et produirait ses effets sans cette annulation ; ils proclament l'inexistence de l'union naturelle et civile, qu'avait cru prononcer le ministre de la loi, et de laquelle n'a jamais pu résulter aucun effet. »

Voilà pour les cas bien nets, où il y a sûrement identité de sexe, où l'expertise a conclu formellement.

Mais la question ne se présente pas toujours dans des termes aussi simples. Serré par le questionnaire des magistrats : « quel est le sexe de telle personne », le médecin lui-même pourra être obligé de rester dans le doute.

§ III. — Le mariage religieux des hermaphrodites.

Au point de vue religieux, la jurisprudence n'est point la même. Comme celle qui avait jadis en France force de loi elle admet comme nécessaire à la validité du mariage la présence d'une femme capable de jouer son rôle passif et celle d'un homme non atteint d'impuissance.

Toutefois il ne s'agit point là des qualités procréatrices de l'une ou de l'autre partie. Une femme pourra avoir été dépouillée chirurgicalement de ses deux ovaires et cependant être regardée capable d'être une bonne épouse selon la loi de l'Église si elle possède un vagin convenable.

Toute la légitimité du mariage tourne autour de l'existence ou de l'absence du *vas feminale*. C'est ainsi que le vaginisme, qu'une atrésie cicatricielle d'origine quelconque sera regardée comme capable de faire répudier la femme qui en sera atteinte comme incapable de recevoir le membre viril.

Pour ce qui est de l'homme, il y a nécessité, au point de vue religieux, à ce qu'il accomplisse son rôle actif. Ce rôle doit être complet, c'est-à-dire qu'il doit comprendre l'intromission du pénis et l'évacuation du liquide fécondant. Hors de là, l'homme n'est pas dans les conditions voulues pour contracter un mariage valable au point de vue des exigences de la loi religieuse.

En définitive, pour le mariage religieux, l'existence d'un vagin *pénétrable suffit* en tous cas ; pour les sujets masculins, l'existence du sperme (constaté par les pollutions nocturnes d'une part, par l'évacuation du liquide fécondant se faisant directement à l'extérieur, d'autre part) empêche la déclaration de nullité d'un mariage religieux.

Quelle est la marche suivie par la jurisprudence ecclésiastique ? Elle se trouve réglementée dans ses moindres détails par une bulle de Benoit XIV, *Dei miseratione*, datée du 3 novembre 1741.

La demande en déclaration de nullité du mariage doit être adressée à l'évêque du diocèse. La supplique est transmise à l'official, un prêtre chargé d'exercer les fonctions judiciaires de l'évêque. Auprès de l'official siège dans chaque diocèse un clerc appelé defensor vinculi matrimonialis. Le defensor a pour fonction de soutenir par tous les moyens juridiques la validité du mariage contesté. L'official saisi de la question cite les parties, entend les témoignages, et ordonne toutes les expertises nécessaires. Dès lors le procès suit son cours. Le defensor en appel-

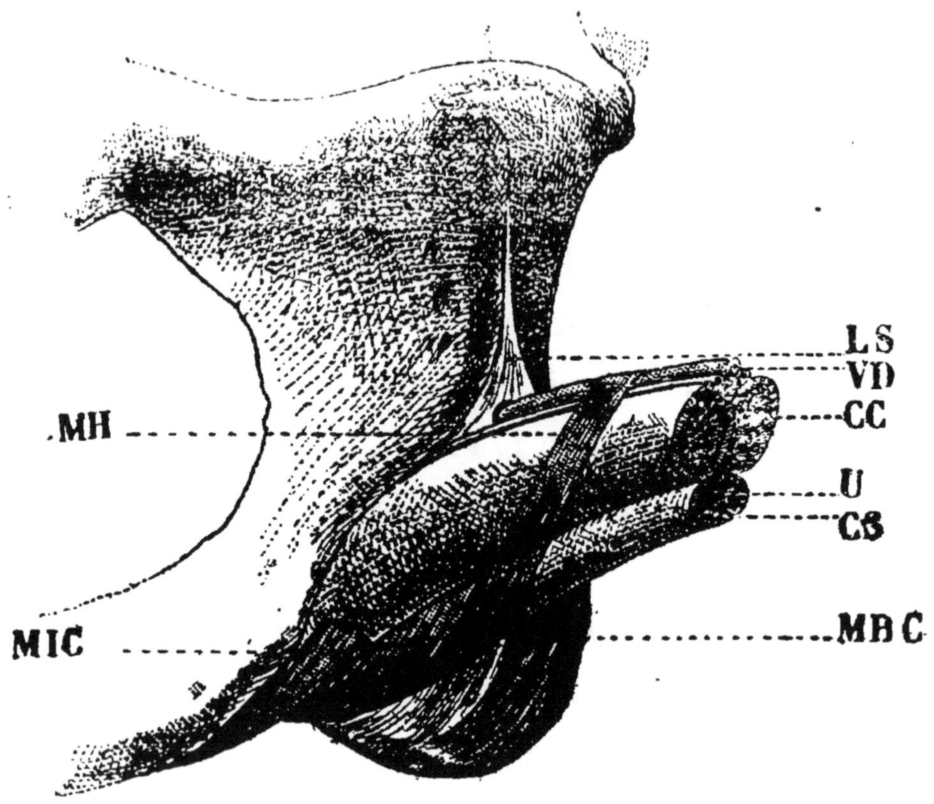

Fig. 18. — Musculature de la verge (vue latérale).

LS. Ligament suspenseur.	U. Urèthre.
VD. Veine dorsale.	CS. Corps spongieux.
CC. Corps caverneux.	MH. Muscle de Houston.

lera de la décision, toutes les fois qu'elle conclura à dissoudre le mariage. On ira ainsi de l'évêque au Métropolitain, et de celui-ci à Rome. Là, l'affaire sera portée devant la Congrégation compétente (celle du Concile).

On trouve dans les *Acta Sanctæ sedis* la relation circonstanciée d'un récent procès de ce genre. Voici les faits :

En 1855, Faustine M... et Jean C..., se mariaient à Ceccano. Après onze ans de mariage, l'épouse était délaissée. On n'aurait su dire, à ce que prétendait Jean, si Faustine était un homme ou une femme.

Le mari en référa à l'évêque. Trois médecins de Ceccano furent commis à l'examen de la femme. Ils conclurent que Faustine appartenait très certainement (certissime) au sexe féminin. Deux autres experts (des médecins de Forentino) déclarèrent le contraire; ils certifièrent que Faustine était du sexe masculin.

On en référa alors à la Congrégation du Concile. Le procès fut ouvert incontinent. Les pièces étaient transmises dès le 15 avril 1870.

Le procès, à la suite des événements politiques de 1870 demeura en suspens de 1870 à 1884.

On 1884, d'autres difficultés s'élèvent entre Faustine et Jean. L'affaire est portée devant le Tribunal civil. Deux médecins de Frosinone, commis à l'expertise, déclarent sur la foi du serment que Faustine est un homme complet (*virum esse perfectum*) et que l'intervention d'une petite opération le rendrait capable de remplir un rôle actif dans l'acte conjugal. Se basant sur ces conclusions, le Tribunal civil déclare nul le mariage de Faustine M... avec Jean C...

Vers la même époque, sur les instances du mari, la Congrégation du Concile, saisie de nouveau, ordonne à l'évêque de Forentino de faire procéder à un nouvel examen de Faustine. Des sages-femmes sont déléguées à cet effet. Elles déclarent que Faustine n'est ni homme ni femme et qu'elle est aussi incapable de remplir le rôle passif que la fonction active dans l'acte conjugal.

C'est avec ces bases d'appréciation que l'affaire est appelée devant le Tribunal ecclésiastique de Rome. Les pièces du procès ne nous sont pas connues en détail. Mais elles se trouvent entre les mains de tous les fonctionnaires qui ont été chargés d'en connaître.

Comme toujours en pareille matière, le Tribunal avant de rendre sa décision, entend d'abord deux consulteurs, un théologien, et un canoniste. Le théologien traite l'affaire au point de vue de la loi morale. Le canoniste s'occupe de la question de droit. Le *defensor vinculi* intervient ensuite. Puis l'affaire est mise en délibéré. Un premier arrêt est rendu (24 mars 1888). Il en est appelé par le defensor vinculi, parce que la sentence se prononce pour la nullité du mariage. La même procédure est suivie. Elle aboutit enfin à un second arrêt, qui porte la date du 18 août 1888.

La discussion du théologien est vraiment remarquable. Il s'agit, dit-il, de savoir si Faustine est un homme ou une femme. Or elle est un homme.

Faustine est un homme, cela résulte de la conformation générale telle que la rapportent les experts; ses cheveux sont courts ; sa lèvre supérieure, ses joues, son menton portent de la barbe ; sa voix est grave ; son sternum est long et large ; sa poitrine est velue et dépourvue de mamelles ; son ventre est plat ; son bassin est étroit, surtout en bas et en arrière ; son cou, ses bras, ses jambes sont fortement musclés ; ses genoux sont rapprochés l'un de l'autre (*genua sunt compernia*).

Faustine est un homme, vu la conformation de ses organes génitaux. Tous les experts ont déclaré qu'elle n'était pas une femme, tous sauf les médecins de Ceccano. Il suffira donc de réduire à néant les allégations de ces derniers. Ces allégations sont vraiment étonnantes ; les médecins de Ceccano reconnaissent chez Faustine *tous les attributs du sexe masculin*, et ils en concluent *qu'elle est une femme!*

Une pareille contradiction permet de croire à quelque chose comme une idée préconçue en faveur du sexe féminin de Faustine.

Voici le premier argument des médecins de Ceccano : Faustine, pendant onze ans, a eu des rapports avec son mari, et de vrais rapports, avec pénétration du pénis dans un vagin ? Les actes du procès et les dépositions des parties affirment le contraire. Pour ce qui est des rapports, le mari dit qu'ils lui étaient difficiles et qu'ils restaient incomplets. Pour ce qui est de l'existence du vagin, Faustine elle-même avoue qu'elle manque de la cavité nécessaire aux femmes pour que le rapprochement sexuel puisse s'accomplir.

Le deuxième argument des médecins de Ceccano est tiré d'une triple affirmation de Faustine : 1° à seize ans, les règles auraient paru avec une certaine abondance ; 2° actuellement encore, Faustine ressentirait à chaque période menstruelle des douleurs dans le bas-ventre, douleurs qui se termineraient par une hémorragie notable ; 3° pour ce qui touche aux impressions ressenties dans les rapprochements sexuels, Faustine aurait toujours éprouvé de la satisfaction dans les rapprochements qu'elle a eus comme femme. A ce passage du certificat de Ceccano il convient d'opposer les arguments suivants : 1° les affirmations ne suffisent pas, il faut des preuves ; comment les experts savent-ils si les choses ont eu lieu en réalité comme le prétend Faustine ; 2° supposé néanmoins que les choses se soient passées comme elle le dit, il faudrait prouver que le sang provient réellement de l'utérus et non de la vessie. Quant aux douleurs, il resterait à démontrer qu'elles viennent régulièrement et cessent de même ; 3° enfin ce qui détruit la valeur de ces affirmations, c'est qu'elles sont de Faustine personnellement et directement intéressée ; or, Faustine a déjà été convaincue de mensonge dans le cours du procès, tandis qu'aucune preuve n'est venue à l'appui de ses allégations si graves et si peu vraisemblables.

D'après le troisième argument de Ceccano, il n'existe aucun des signes de la sécrétion du sperme, aucun des accidents dont souffrirait nécessairement Faustine si le sperme était sécrété. Mais cet argument n'a rien de convaincant. Pour affirmer que Faustine ne porte aucun des signes de la sécrétion du sperme, il faudrait des examens minutieux et répétés. De plus, ces signes pourraient fort bien manquer le jour où une éjaculation aurait eu lieu. Enfin il est des personnes très bien conformées, chez qui le sperme n'est sécrété qu'en très petite quantité et ce sperme peut refluer dans la vessie et en être évacué avec l'urine.

Le dernier argument des médecins de

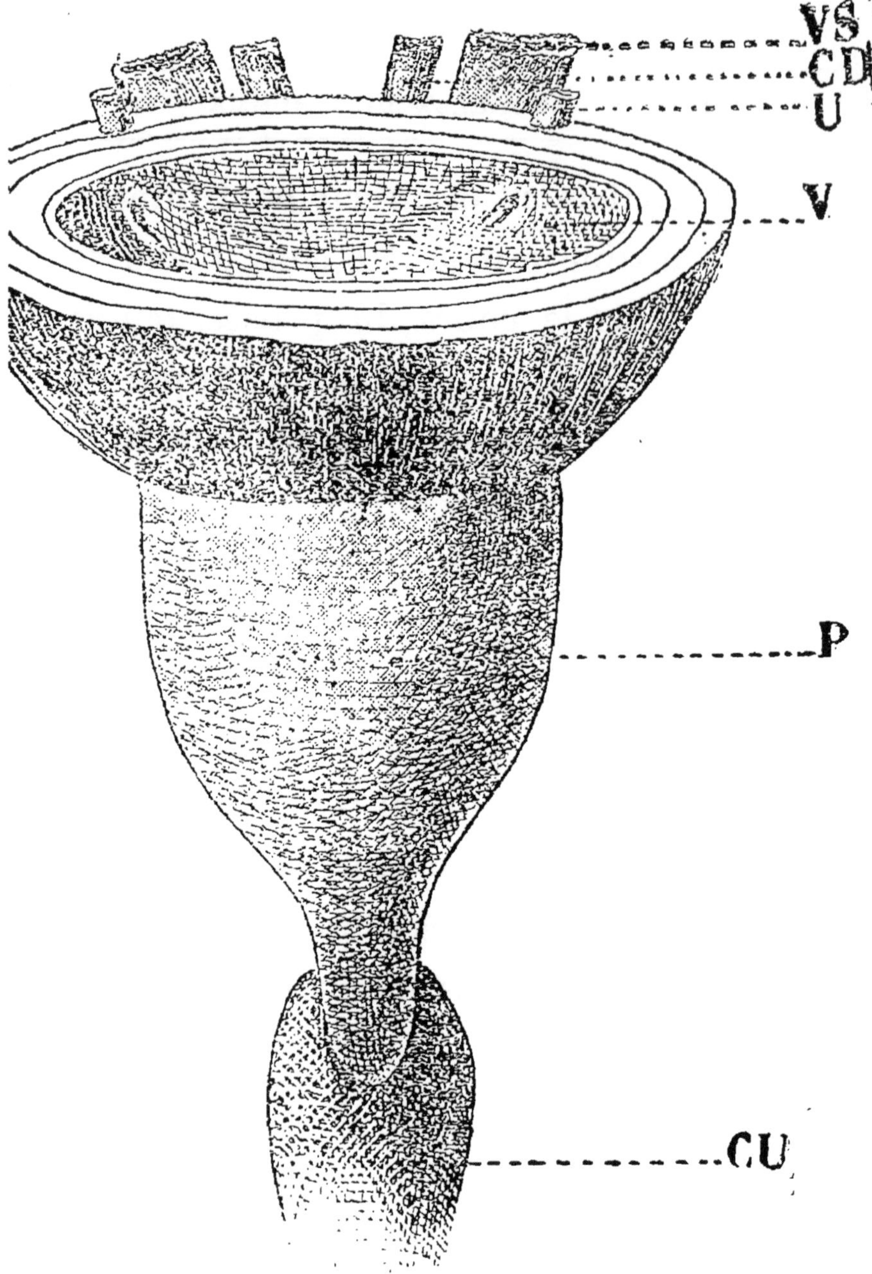

Fig. 19. — La prostate dans ses rapports avec la verge et la vessie.

VS. Vésicule séminale.
CD. Canal Déférent.
U. Uretère.
V. Vessie.
P. Prostate.
CU. Corps de l'urèthre.

Ceccano repose sur le fait suivant : « Faus tine n'aurait qu'un simulacre de pénis ; c que d'autres considèrent comme un scrotur serait une vulve » ; et comme si tout cela n suffisait pas, ils vont jusqu'à lui décrire u hymen et des petites lèvres comme à l mieux conformée de toutes les femmes. I vaut mieux écarter tous ces points relative ment accessoires et rechercher sans plus tar der les éléments réellement principaux e prépondérants. Le sexe de Faustine sera net tement masculin, si elle est vraiment privé d'utérus et porteur de testicules. C'est ce qu existe, au dire des médecins de Ceccano eux mêmes. Le toucher, pratiqué, tant par la voie rectale que par la fissure scrotale, montre qu'il n'y a aucun organe entre la vessie e le rectum. Il n'y a donc pas d'utérus.

D'autre part, les experts ont trouvé, dans le scrotum, un corps ovoïde, qui présente tous les caractères d'un testicule avec cana déférent se continuant vers le trajet inguinal

Faustine est donc bien un homme. Le mariage est l'union d'un homme avec une femme. Or, on n'a ici que l'union d'un homme avec un homme. Donc le mariage n'existe pas.

Le théologien en avait fini. C'était le tour du canoniste. Tout mariage, dit le canoniste, est un contrat. Comme tout contrat, il a son objet et son sujet. L'objet du mariage c'est le droit mutuel que les parties se donnent l'une à l'égard de l'autre. Le sujet, ce sont les personnes contractantes, lesquelles doivent être nécessairement de sexe différent, et avoir la possibilité d'exercer le droit reçu par le contrat.

Dans l'espèce, le mariage est nul *ex defi-ciencia subjecti*, c'est-à-dire par défaut de sujet convenable, parce que l'individu qui figure dans le contrat comme femme est en réalité un homme.

Faustine est un homme, puisqu'elle avoue elle-même manquer de vagin et n'avoir pu pour cette raison consommer l'acte du mariage. On sait bien que Faustine n'a pas to jours dit la vérité. Mais le présent tém gnage a été ratifié par diverses dépositio D'ailleurs, elle n'a pas d'utérus et elle pr sente les caractères distinctifs du sexe ma culin. Faustine n'est pas femme. Donc n'y a pas de mariage.

Bien dure était la tâche du defensor vi culi. Il s'appuie sur le dire des médecins Ceccano, sur les prétendues règles, sur l'e topie possible de l'utérus qu'on n'a pas ass recherchée, sur les divergences d'opinion a sujet des soi-disant testicules.

Le 24 mars 1888, un premier jugement d cide un supplément d'information. Il fa droit à la réclamation du *defensor vincu* qui conteste la compétence des sages-fem mes. Et il ordonne : « *Fiat nova insvectio tribus peritis medico-chirurgis, a S. C. des gnandis.* »

Les ordres formulés par le jugement fi rent régulièrement exécutés. L'expertise e

Elle aboutit aux conclusions suivantes: [F]austine M... est du sexe masculin; 2° elle [n'es]t pas apte à consommer le mariage comme [fem]me; 3° l'inaptitude dont s'agit était anté[rieu]re à la célébration du mariage, puisque [en] 1855, elle était déjà définitive et incura[ble]. »

[L]e rapport de la nouvelle expertise fut dis[trib]ué à tous les membres de la Congrégation. [Le]s plaidoiries furent recommencées. Et le [tri]bunal rendit, à la date du 18 août 1888, [u]n second et définitif arrêt, portant nullité [du] mariage de Faustine M... avec Jean C...

CHAPITRE X

BIOGRAPHIE D'UN HERMAPHRODITE

L'erreur de sexe a souvent un retentissement fatal sur l'état mental du malheureux qui se trouve condamné à une éducation et à des habitudes contraires à sa nature.

Dans différents cas, on a pu observer de la fourberie par suite de cette vie entière dévoyée qui oblige les infortunés à cacher la vérité sur leur véritable état.

Tardieu, Pozzi, Delverre ont eu à s'appuyer au cours de leurs études spéciales touchant ce sujet, sur les tares morales fréquemment rencontrées chez les hermaphrodites.

Tardieu a publié une auto-biographie d'hermaphrodite qui constitue la démonstration la plus éclatante de la transformation de la déviation morales qui s'opèrent chez es infortunés. En voici les principaux passages.

A l'âge de sept ans, Alexina entra dans un rphelinat de jeunes filles. Il en sortit vers âge de onze ans pour entrer dans un couent d'Ursulines, où il se lia d'une affection endre avec une jeune fille du nom de Léa. entré ensuite chez son protecteur pour y ccuper la fonction de lectrice, l'auteur des *ouvenirs* raconte son entrée dans la carière de l'enseignement ; son admission à École normale des institutrices, où se fit la encontre et la liaison intime avec Thécla ! Vient ensuite à dix-neuf et vingt ans, la foncion de directrice du Pensionnat de Mme P..., es manifestations trop expansives d'un amour ui s'ignorait pour Sara, la fille de Mme P..., uis la transformation criminelle de ce sentiment pour la jeune fille, qu'Alexina parient à corrompre. Enfin le scandale, auquel l mit fin, grâce à l'intervention de l'évêque de B..., par l'expertise d'un médecin judicie et instruit. Un jugement du tribunal de Rochelle ordonne la rectification de l'ét civil ; mais le malheureux sujet, préparé p son éducation à mener une existence fém nine, ne parvient pas à se mettre à la ha teur des âpres luttes pour la vie. L'infortu manque de ces conseils, de ces encourage ments, de ces soutiens, qui sont particulièr ment indispensables aux sujets organisés préparés pour occuper un second rang. L'is lement lui pèse. La lypémanie se développ Il finit par un suicide dont le mode conser encore l'empreinte de l'éducation féminin

« Douée comme je l'étais (écrit l'auteur ces *Souvenirs*), d'une véritable aptitude po les études sérieuses, j'en profitai bientôt av avantage.

« Mes progrès furent rapides et excitère plus d'une fois l'étonnement de mes exce lentes maîtresses du pensionnat de jeun filles. »

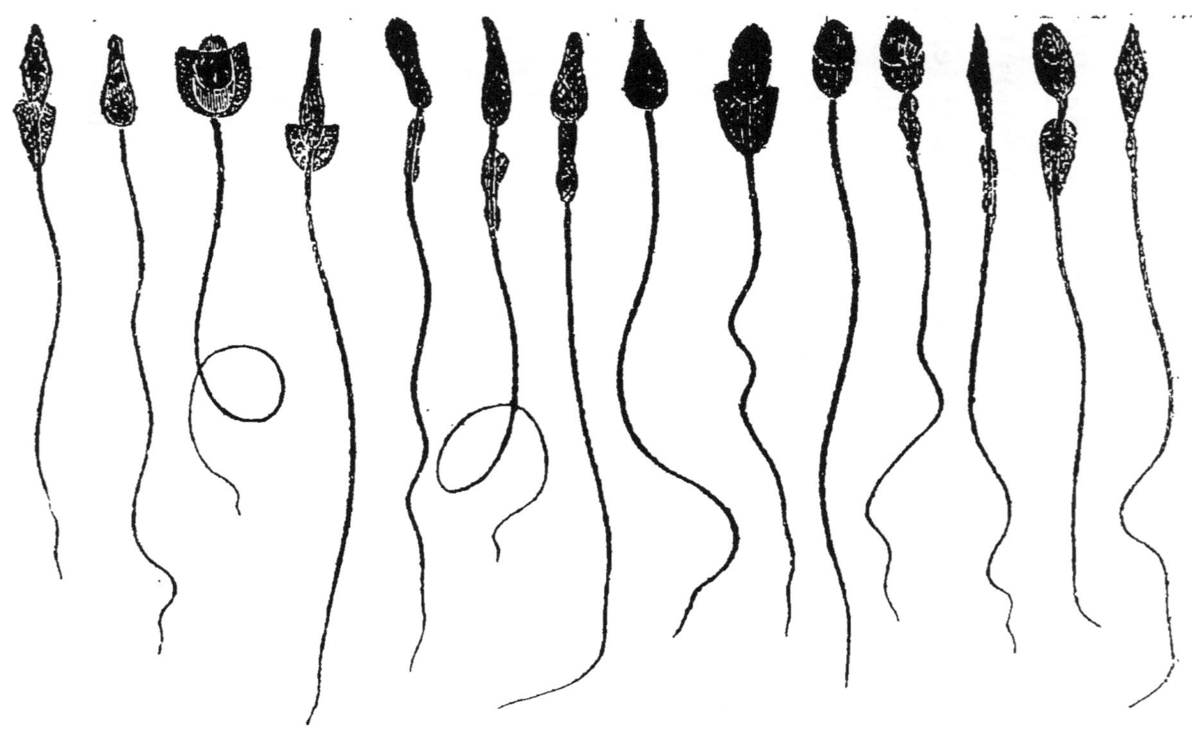

Fig. 20. — Les différentes formes que peut revêtir le spermatozoïde de l'homme.

Devenue plus tard la lectrice, le secrétaire de son noble bienfaiteur, il lui arrivait de rencontrer des fragments de correspondance d'un brave général de l'Empire, frère du maître de céans : « J'étais toujours heureuse d'une pareille rencontre, car elle lui fournissait le sujet d'une foule de récits que j'écoutais avec une avidité sans égale.

« J'avais beaucoup lu. Mon jugement s'était développé de bonne heure et à l'âge où l'on appartient encore à l'adolescence. J'étais sérieuse (*sic*), réfléchie (*sic*), et aucun des principaux faits de notre histoire, si riche en événements, ne m'était inconnu.

« Je dévorai aussi une nombreuse collection d'ouvrages anciens et modernes, entassée dans les rayons d'une bibliothèque attenant à ma chambre.

« Plus d'une fois, cette occupation me surprit à une heure très avancée de la nuit. C'était ma récréation, mon délassement. J'y acquis plus d'un enseignement utile, je dois le dire. »

Alexina n'avait que de l'indifférence à son entrée à l'École normale, « mais il se sentit presque immédiatement poussé par l'ambition de réussir ». « Qui n'a éprouvé, ajoute-t-il, cette ardeur fiévreuse à la veille d'un jour qui doit nous trouver en présence d'une commission d'examens ? »

Alexina avait dix-neuf ans au moment de sa sortie de l'École normale, » alors, sur dix-huit aspirantes au brevet, j'étais reçue première. Je me maintins jusqu'à la fin à ce rang ; on s'y attendait généralement. »

Cette façon de s'exprimer révèle suffisamment les tendances viriles du sujet et démontre en outre l'absence de ces timidités, de ces craintes, de ces délicatesses, qui sont l'apanage du sexe faible.

Mais il y a plus, « pour les travaux manuels, je montrai, dit-il ailleurs, la plus profonde aversion et la plus grande incapacité.

« Le temps employé par mes compagnes à la confection de ces petits chefs-d'œuvre destinés à parer un salon ou à parer un jeune frère, je les passais, moi, à la lecture ; l'histoire ancienne ou moderne était ma passion favorite.

« J'y trouvais un aliment à ce besoin de connaître qui envahissait toutes mes facultés. Cette occupation chérie avait alors le privilège de me distraire des tristesses vagues qui me dominaient tout entier.

« Que de fois je me dispensai de la promenade pour pouvoir, le livre à la main, me promener seul dans les magnifiques allées de notre beau jardin, à l'extrémité duquel se trouvait un petit bois planté de marronniers sombres et touffus. »

A l'École normale, « pas une minute n'était perdue pour nous. S'il arrivait que nous fussions en avance, nous en profitions, soit pour les travaux d'aiguille, soit pour résoudre une question nouvelle et embarrassante. De là venaient nos progrès rapides. Mon aversion pour les travaux manuels allait toujours croissante ; je me demandais quelquefois ce qu'il arriverait un jour, lorsqu'il me faudrait avouer ma profonde incapacité vis-à-vis de mes élèves. Pendant que mes compagnes se fortifiaient dans ce genre d'exercice, je me livrais à ma distraction favorite, la lecture. »

Comme directrice du pensionnat de Mme P... « j'aidais Sara à la coiffure des élèves ; mais hélas ! je n'avais pas son adresse, ses soins délicats : aussi les enfants évitaient-elles soigneusement, autant que cela leur était possible, de se trouver près de moi » au moment de la toilette.

L'inaptitude aux occupations et aux travaux féminins était donc absolument remarquable, et mettait le sujet dans une humiliante infériorité relativement aux autres personnes qui portaient le vêtement féminin. C'est déjà une irrégularité.

On a remarqué souvent que, lorsque les

aptitudes générales ne sont pas normales, l'état mental prend une tournure singulière, généralement très mélancolique.

Alexina B... fournit la preuve éclatante de l'exactitude de ce jugement de M. le Professeur Brouardel.

Alexina B... au moment de se suicider, manifeste suffisamment ses tendances lypémaniaques. « J'ai beaucoup souffert et j'ai souffert seul ! Ma place n'était pas marquée dans ce monde qui me fuyait, qui m'avait maudit. Pas un être vivant ne devait s'associer à cette immense douleur, qui me prit au sortir de l'enfance, à cet âge où tout est beau, parce que tout est jeune et brillant d'avenir. Cet âge n'a pas existé pour moi. J'avais, dès cet âge, un éloignement instinctif du monde, comme si j'avais pu comprendre déjà que je savais y vivre étranger.

« Soucieux et rêveur, mon front semblait s'affaisser sous le poids de sombres mélancolies ; j'étais froide, timide, et, en quelque sorte, insensible à toutes ces joies brillantes et ingénues qui font épanouir un visage d'enfant.

« J'aimais la solitude, cette compagne du malheur, et lorsqu'un sourire bienveillant se levait sur moi, j'en étais heureuse, comme d'une faveur inespérée...

« Que de fois aussi Mme Eléonore me surprit au milieu de cette rêverie inexplicable et comme son regard savait me faire tout oublier ! J'accourais radieuse à sa rencontre et rarement je n'en obtenais pas un baiser, que je rendais par une étreinte pleine d'un charme auquel je ne saurais rien comparer... »

Puis vint la prenière communion et la sortie du couvent des Ursulines.

« Avant de partir, dit Alexina, j'avais pressé dans mes bras ma chère Léa (sa compagne et amie d'alors) et le baiser que je lui donnai fut triste comme un dernier adieu !

« Elle aussi, j'allais la perdre, sans doute pour toujours ; car nos deux destinées ne pouvaient nous réunir...

« Sa mort fut un deuil épouvantable pour sa noble famille dont elle était l'idole ; ainsi fut brisée la première affection de ma vie ! »

En arrivant à l'école normale, Alexina avait dix-sept ans.

« Je ne sais quel trouble inexprimable, dit-il, vint me saisir lorsque je franchis le seuil de cette maison.

« C'était de la douleur, de la honte. Ce que j'éprouvai, nulle parole humaine ne pourrait l'exprimer. Cela paraîtra incroyable, sans doute, car enfin je n'étais plus une enfant, j'avais dix-sept ans, et j'allais me trouver en face de jeunes filles dont quelques-unes en avaient à peine seize. L'accueil si affectueux de la bonne supérieure m'avait laissée (*sic*) insensible, lorsque conduite (*sic*) par elle, j'arrivai à la classe des élèves maîtresses ; la vue de tous ces frais et charmants visages qui me souriaient déjà me serra le cœur.

« Sur tous ces jeunes fronts, je lisais la joie, le contentement, et je restais triste, épou-

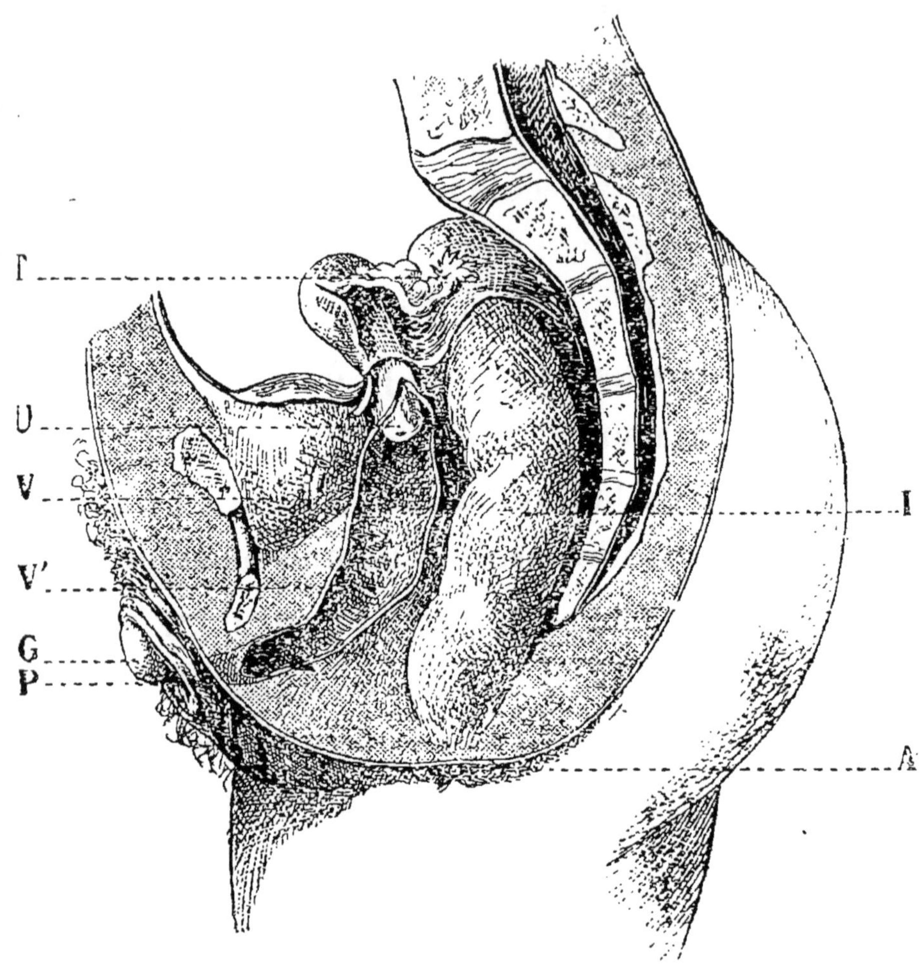

Fig. 21. — Organes génitaux d'un hermaphrodite
(Coupe effectuée sur le cadavre.)

vantée (*sic*) ! Quelque chose d'instinctif se révélait en moi, semblant m'interdire l'entrée de ce sanctuaire de virginité. Un sentiment qui dominait en moi, l'amour de l'étude, vint faire diversion à la bizarre perplexité qui s'était emparée de tout mon être. »

On s'explique mieux l'émotion profonde, qui saisit plus tard Alexina au sortir du cabinet du médecin désigné par l'évêque de B... En encourageant la mère, dont la stupeur était à son comble, le médecin avait conclu :

« Vous avez perdu votre fille, c'est vrai, mais vous retrouverez un fils, que vous n'attendiez pas. »

Se retrouvant au retour en présence de son protecteur, Alexina se place à distance, peu désireux d'entamer le récit de ce qui venait de se passer chez le médecin...

« J'étais troublé de façon à ne pouvoir répondre ; mon imagination en délire ne pouvait s'arrêter à une idée sérieuse, réfléchie. Par instants je me demandais si je n'étais pas le jouet d'un rêve impossible.

« Ce résultat inévitable que j'avais prévu, désiré même, m'effrayait maintenant comme une énormité révoltante.

« En définitive, je l'avais provoqué, je le devais sans doute, mais qui sait ? Peut-être avais-je eu tort. Ce brusque changement qui allait me mettre en évidence d'une façon si inattendue ne blessait-il pas toutes les convenances ?...

« Le monde, si sévère, si aveugle dans ses jugements, me tiendrait-il compte d'un mouvement qui pouvait passer pour de la loyauté et ne s'attacherait-il pas plutôt à le dénaturer, à m'en faire un crime ?

« Hélas ! je ne pus faire alors toutes mes réflexions. La voie était ouverte ; j'y étais poussé par la pensée du devoir à accomplir. Je ne calculais pas. »

L'examen médical auquel se soumit Alexina le força à quitter le pensionnat de Mme P... à qui elle n'avoua jamais le motif de cette détermination : « Le secret de mon amour pour Sara devait mourir entre Dieu et moi. »

Au moment de quitter le pensionnat, Alexina prévoit les malheurs qui vont lui arriver : « J'allais voir sous une nouvelle face, ce monde que j'étais loin de soupçonner.

« Mon inexpérience me préparait de tristes désenchantements. Je voyais tout alors sous un jour radieux et pur de tout nuage. Pauvre insensé que j'étais !... Beaucoup riront. Ceux-là je leur pardonne et je leur souhaite de ne connaître jamais les douleurs sans nom qui m'ont accablé. »

Il quitte enfin celle avec laquelle il avait vécu deux ans durant : « Tout était fini. »

Quelque temps après la décision du tribunal, le souvenir de Sara est encore présent à sa mémoire ; il devient sa seule consolation, au milieu des angoisses pénibles que lui font éprouver les calomnies dont il est l'objet. « Bien longtemps son souvenir adoré m'a soutenu, m'a donné la force de vivre!! Aujourd'hui encore, que tout semble m'avoir abandonné et que l'affreuse solitude s'est faite autour de moi, comme si mon malheur dût être fatal à tout ce qui me touche, j'éprouve quelque douce joie à penser qu'un être en ce monde a daigné s'associer à ma misérable existence et conserver au pauvre délaissé un peu de tendre pitié! Peut-être n'est-ce qu'une illusion? Peut-être au moment où j'écris ces lignes a-t-elle pour jamais chassé de son cœur celui dont elle fut l'unique bonheur! Mon Dieu! Que me reste-t-il alors? Rien. La froide solitude, le sombre isolement! Oh! vivre seul, toujours seul, au milieu de la foule qui m'environne (à Paris), sans que jamais un mot d'amour vienne réjouir mon âme, sans qu'une main amie se tende vers moi!... Avoir une âme de feu, et se dire : jamais une vierge ne t'accordera les droits sacrés d'un époux! Cette suprême consolation de l'homme ici-bas, je ne dois pas la goûter ! Oh ! la mort ! la mort sera vraiment pour moi l'heure de la délivrance ! Autre juif-errant je l'attends comme la fin du plus épouvantable de tous les supplices !!! »

La mort de son bienfaiteur, M. de Saint-M..., accrut encore le désespoir d'Alexina : « Cette mort a brisé en moi un lien que rien au monde ne saurait remplacer... Ah ! que depuis, au milieu du dégoût, des amertumes qui m'abreuvent, j'ai pu entrevoir le vide affreux qu'a causé son absence !

« Et maintenant seul !... seul... pour toujours ! Abandonné, proscrit au milieu de ses frères ! Eh que dis-je ! Ai-je le droit de donner ce nom à ceux qui m'environnent ? Non, je ne l'ai pas, je suis seul ! »

Puis les relations de correspondance avec Sara diminuèrent. Une dernière lettre lui signifie la rupture complète.

Il semble que quelque chose se déchire au-dedans de lui-même ; son isolement lui apparaît dans toute son horreur, dit Tardieu, et sa haine du monde et de la vie s'en accroît. Son journal n'est plus qu'une suite de plaintes et de déclamations contradictoires.

On pourrait citer encore une foule de passages montrant d'une manière frappante le développement de plus en plus accentué de l'état lypémaniaque d'Alexina mais il faut se borner. Le lecteur qui voudra se rendre compte de l'état mental du sujet n'aura qu'à se reporter à l'opuscule de Tardieu, dans lequel nous avons déjà si largement puisé. Quelques passages cependant sont caractéristiques. On voit Alexina plein de dégoût pour la vie, parce qu'il ne lui est pas donné d'en profiter : « Parmi ces femmes avilies qui m'ont souri, dont les lèvres ont effleuré les miennes, il n'en est pas une sans doute qui ne se fût reculée de honte sous l'étreinte de mes embrassements, comme au toucher d'un reptile. » Aussi enveloppe-t-il dans un mépris commun tous ses semblables : « De cette coupe, vous avez bu jusqu'à la lie toutes les hontes, tous les déshonneurs sans être encore satisfaits. Gardez donc votre pitié ; elle vous appartient plus qu'à moi, peut-être ! »

Oui, il est malheureux par fatalité; les autres sont coupables parce qu'ils l'ont bien voulu : « Ce serait vous, hommes dégradés, mille fois avilis et à jamais inutiles, jouets méprisables et méprisés de créatures corrompues, ce serait vous qui viendriez me jeter à la face le sarcasme et l'outrage? Ah! Ah! oui, soyez fiers de vos droits. La fange qui vous couvre témoigne assez du noble usage que vous en avez fait... » Il se voit en butte à l'injustice des hommes, à leurs sarcasmes; aussi cette idée s'incarne en lui et le domine constamment ; « Profondément dégoûté de tout et de tous, j'endure, sans en être ému, les injustices des hommes, leurs haines hypocrites.

« Elles ne sauraient m'atteindre dans le sûr

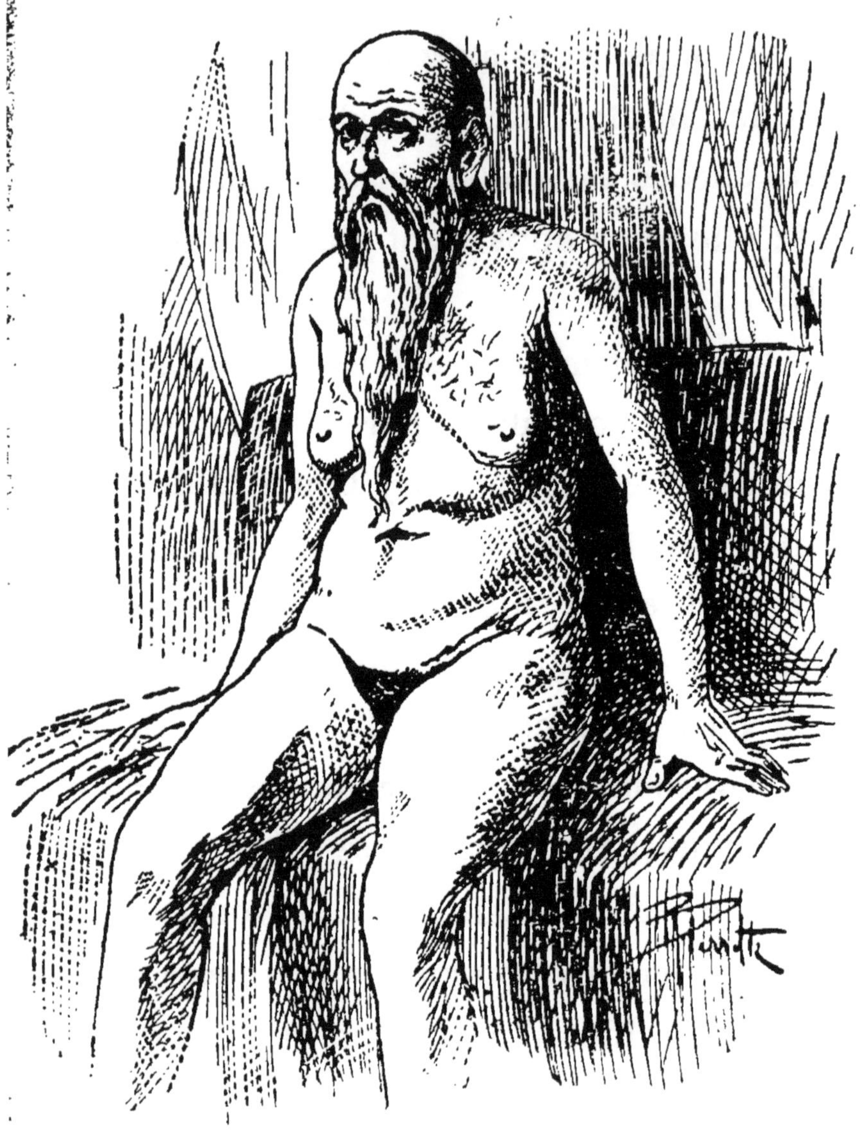

Fig. 22. — Un hermaphrodite.

retranchement où je m'enferme. Il y a entre eux et moi un abîme, une barrière infranchissable... Je les défie tous. »

Alexina eut ensuite à subir plusieurs amères déceptions; il dut quitter une place qu'on lui avait donnée au chemin de fer de X..., et revint « dans ce Paris qu'il aimait parce qu'il y était oublié ». On ne voulut pas de lui comme valet de chambre. Il attribua cette détermination à l'impression que produit sur un semblable son « visage où ils semblent lire quelque effrayante vérité, dont le secret leur échappe ». Il réussit à se placer dans une maison financière, qu'il dut quitter quelques mois après. « Je considère chaque jour qui m'est donné comme devant être le dernier de ma vie. Et cela tout naturellement, sans le moindre effroi... La vue d'un tombeau me réconcilie avec la vie. J'y éprouve je ne sais quoi de tendre pour celui dont les ossements sont à mes pieds. Cet homme qui fut étranger pour moi devient un frère... Ce que je décris ici, je l'ai éprouvé bien souvent. »

La situation était de plus en plus pénible et le malheureux de plus en plus désorienté. Un dénouement se préparait. On en trouve le récit dans cette forme, qui devient de plus en plus banale, aux faits divers de la grande Presse.

Dans une des plus pauvres mansardes du Quartier Latin, à Paris, au commencement de l'année 1868, un jeune homme se donnait la mort. Près du grabat où gisait son cadavre, était placé un petit fourneau de terre, qui ne contenait plus que des cendres. Il était étendu sur le dos, en partie vêtu, la face cyanosée, la bouche laissant écouler une écume sanguinolente.

M. le Dr Régnier, médecin de l'état civil, et le commissaire de police du quartier, s'étant rendus au domicile de ce malheureux après avoir constaté le décès et aussi l'anomalie physique que présentaient certaines parties du corps, trouvèrent sur une table, une lettre écrite par lui et adressée à sa mère, dans laquelle il lui demandait pardon du chagrin qu'il allait lui causer, en mettant fin à une vie que son courage ne lui permettait plus de supporter.

Outre cette lettre, le jeune homme laissait un manuscrit dans lequel il racontait sa triste vie.

Chez les Ursulines, Alexina aima, à première vue, une jeune fille de dix-sept ans, Léa, qui se montrait souffrante et mourut bientôt épuisée.

Il observe que cette sympathie ne s'explique pas et ne saurait s'expliquer, car il n'avait pas douze ans.

« Je l'entourais, dit-il, d'un culte idéal et passionné tout à la fois.

« J'étais son esclave, son chien fidèle et reconnaissant. Je l'aimais avec cette ardeur que je mettais en toutes choses.

« J'aurais presque pleuré de joie, quand je la voyais abaisser vers moi ses longs cils d'un dessin parfait, dont l'expression était douce comme une caresse.

« Comme j'étais fier, quand elle voulait bien s'appuyer sur moi au jardin.

« Ses bras entrelacés, nous parcourions ainsi de longues allées, bordées de chaque côté d'épais buissons de roses. Elle causait avec cet esprit élevé et incisif qui la caractérisait.

« Sa belle tête blonde se penchait vers moi, et je la remerciais par un baiser plein de chaleur.

« Léa, lui disais-je alors. Léa, je t'aime !

« ... Le soir venu, nous nous séparions jusqu'au lendemain à l'heure de la messe, nous passions la nuit dans un dortoir différent.

«... Un soir du mois de mai, je me rappelle, j'avais réussi à tromper celle de Léa. Je me penchai sans bruit vers son lit, et l'embrassant à plusieurs reprises, je lui passai autour du cou un petit christ d'ivoire d'un fort joli travail, qu'elle m'avait paru envier. « Tiens,

« mon amie, lui dis-je, accepte ceci, et porte-« le pour moi. »

Ces sentiments affectifs, intenses, trouvèrent encore à s'exagérer le jour de la première communion : « Je ne pus manger le soir. Un malaise étrange s'était emparé de moi. Avant de m'endormir j'avais pressé dans mes bras ma chère Léa ; et le baiser que je lui donnai fut triste comme un dernier adieu ! »

Deux ans plus tard, Léa mourut : « Ainsi fut brisée la première affection de ma vie ! »

Au sortir du couvent, Alexina était âgée de quinze ans. Lorsqu'elle retourna auprès de sa mère dans une famille seigneuriale de province, elle devint alors la caméristе d'une jeune fille de dix-huit ans : c'était la fille du seigneur, dont sa mère était la gouvernante.

« Quoique ne possédant pas toutes les qualités de mon état, je restai toujours dans ses bonnes grâces... j'assistais le matin à son lever... je l'habillais ensuite et pendant cette opération, nous discourions à qui mieux mieux sur tous les sujets possibles. Si le silence s'établissait, je me prenais à l'admirer naïvement. La blancheur de sa peau n'avait pas d'égale. Il était impossible de rêver des formes plus gracieuses sans en être ébloui. C'est ce qui m'arrivait. Je ne pouvais quelquefois m'empêcher de lui adresser un compliment. »

Mlle Clotilde de R... avait vingt ans lorsqu'elle quitta la maison paternelle pour se marier et, au moment du départ, « cette adorable femme m'embrassa avec attendrissement, me faisant promettre de ne jamais l'oublier, dans aucune circonstance de ma vie. Elle était loin de moi avant que je fusse en état de lui répondre. Cette scène m'avait anéantie (*sic*). Je ne pus revoir sans pleurer le coquet appartement qu'avait occupé ma maîtresse. Une sensation indéfinissable me torturait à l'idée qu'elle ne serait plus là le matin pour me donner son premier sourire, sa dernière parole avant de s'endormir.

C'est alors que l'entrée dans l'enseignement fut décidée. Alexina avait dix-sept ans. Cette décision n'avait que « son indifférence ». Elle lui valut plus tard des amertumes motivées par les caractères masculins de ses formes et de ses allures.

Cependant son naturel prit bientôt le dessus. « J'étais née (*sic*) pour aimer. Toutes les facultés de mon âme m'y poussaient, sous une apparence de froideur, et presque d'indifférence, j'avais un cœur de feu.

« Cette malheureuse disposition ne tarda pas à m'attirer des reproches et à me rendre l'objet d'une surveillance que je bravais ouvertement.

« Je me liai bientôt d'une étroite amitié avec une charmante jeune fille, nommée Thécla, plus âgée que moi d'une année. Certes rien n'était plus opposé extérieurement que notre physique. Mon amie était aussi fraîche, aussi gracieuse que je l'étais peu.

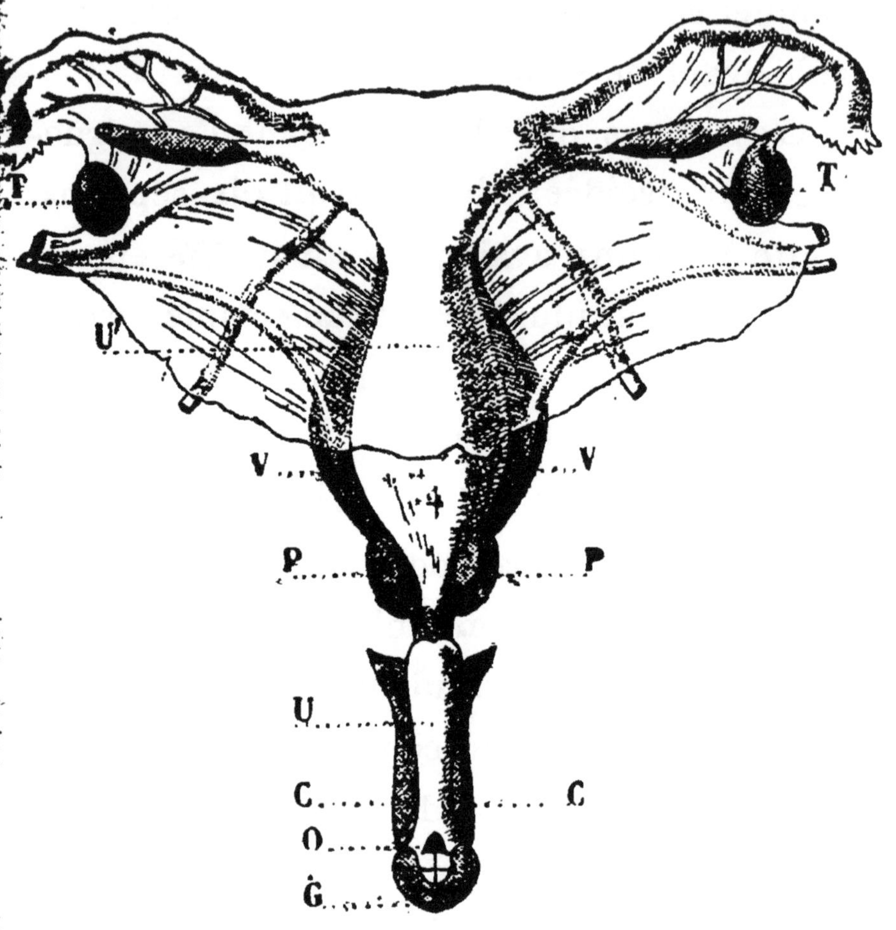

Fig. 23. — Représentation demi-schématique des organes génitaux d'un hermaphrodite.

T. Testicule.	U. Urèthre.
U. Utérus.	C. Corps caverneux.
V. Vessie.	O. Orifice.
P. Prostate.	G. Gland.

« On ne nous appela que les inséparables ; et en effet nous ne nous perdions pas de vue d'un seul instant.

« L'été, on faisait l'étude dans le jardin, nous étions l'un près de l'autre, les deux mains enlacées pendant que l'autre tenait le livre. De temps à autre le regard de notre maîtresse s'attachait sur moi au moment où je me penchais vers elle pour l'embrasser, tantôt sur le front, et, le croirait-on de ma part, tantôt sur les lèvres. Cela se répétait vingt fois dans une heure. Alors on me condamnait à me placer à l'extrémité du jardin, ce que je ne faisais pas toujours de bonne grâce. A la promenade, les mêmes scènes se renouvelaient.

« Par une étrange fatalité, nous étions placés au dortoir, moi au n° 2, elle au n° 12. Mais cela ne m'embarrassait guère. Comme je ne pouvais me coucher sans l'embrasser, je manœuvrais de façon à me trouver encore debout quand tout le monde était au lit. Marchant sur la pointe des pieds, j'arrivais jusqu'à elle. Mes adieux terminés, je fus surprise quelquefois par ma maîtresse, dont je n'étais séparée que par le n° 1. Les prétextes que je donnais à mes escapades furent admis dès l'abord ; mais il n'en pouvait toujours être ainsi. »

Un autre grave incident vient troubler Alexina, dès les débuts de son entrée en fonctions comme institutrice. On ne peut se défendre de remarquer avec quelle multiplicité de détail le sujet décrit les moindres attributs des femmes qui l'entourent. Mais rien ne dépasse la précision de ce qui se rapporte à Sara, la plus jeune fille de Mme P..., propriétaire du pensionnat. Entre Alexina et Sara, ce fut d'abord une liaison qui ne tarda pas à devenir une affection réelle. Les circonstances rapprochèrent leurs deux lits : « Une fois la prière faite et les élèves couchées, nous causions souvent de longues heures, mon amie et moi. J'allais la trouver à son lit, et mon bonheur était de lui rendre ces petits soins que donne une mère à son enfant. Peu à peu je pris l'habitude de la déshabiller. Otait-elle une épingle sans moi, j'en étais presque jalouse *(sic)*, ces détails paraîtront futiles sans doute, mais ils sont nécessaires.

« Après l'avoir étendue sur sa couche, je m'agenouillais près d'elle, mon front effleurant le sien. Ses yeux se fermaient bientôt sous mes baisers. Elle dormait, je la regardais avec amour, ne pouvant me résoudre à m'arracher de là. Je la réveillais : « Camille (c'est le nom que Sara donnait à Alexina), me disait-elle alors, je vous en prie, allez dormir ; vous auriez froid, et il est tard. »

« Vaincu enfin par ses prières, je partais doucement, non sans l'avoir plus d'une fois serrée contre ma poitrine. Ce que j'éprouvais pour Sara, ce n'était pas de l'amitié, c'était une véritable passion !

« Je ne l'aimais pas, je l'adorais.

« Ces scènes se renouvelaient tous les jours.

« Souvent je me réveillais au milieu de la nuit. Alors je me glissais furtivement près de mon amie, me promettant bien de ne pas troubler son sommeil d'ange, mais pouvais-je contempler ce doux visage sans en approcher mes lèvres ?

« Il en résultait que, après une nuit agitée, j'avais peine à me trouver éveillé lorsque sonnait le réveil. Toujours prête la première, Sara venait à mon lit me donner le baiser d'adieu !

« Elle pressait les retardataires, faisait la prière et s'occupait ensuite à la coiffure des élèves. Je l'aidais dans ce travail, mais hélas ! je n'avais pas son adresse, ses soins délicats, aussi les enfants évitaient-ils soigneusement, autant que cela leur était possible, de se trouver près de moi...

« Un peu avant huit heures, Sara montait au dortoir pour échanger son peignoir contre d'autres vètements. Je ne souffrais pas qu'elle le fît sans moi. Nous étions seules alors, je la laçais ; je lissais avec un bonheur indicible les boucles gracieuses de ses cheveux naturellement ondés, appuyant mes lèvres tantôt sur son cou, tantôt sur sa belle poitrine nue !

« Pauvre et chère enfant ! Que de fois je fis monter à son front la rougeur de l'étonnement et de la honte ! Tandis que sa main écartait la mienne, son œil clair et limpide s'attachait sur moi comme pour pénétrer la cause d'une conduite qui lui paraissait le comble de l'égarement, et cela devait être.

« Par moment, elle restait frappée de stupeur.

« Il était difficile, en effet, qu'il en fût autrement. »

Il y avait quelque temps que ces assiduités se succédaient, lorsque Sara se prit à bouder. Survint un minime incident : « Je venais de lui arracher un sourire, que je lui rendis en l'accablant de baisers. Dans le mouvement que je fis, sa coiffure se dérangea, et ses cheveux en se déroulant, vinrent m'inonder les épaules et une partie du visage. J'y appliquai mes lèvres brûlantes !

« J'étais violemment émue (*sic*), Sara s'en aperçut. « De grâce, Camille, me dit-elle, qu'avez-vous ? N'avez-vous donc plus confiance en votre amie ? N'êtes-vous pas ce que j'aime de plus au monde ? » — « Sara, lui criai-je du fond de l'âme, je t'aime comme je n'ai jamais aimé ! Mais je ne sais ce qui se passe en moi. Je sens que cette affection ne peut pas me suffire désormais ! Il me faudrait toute ta vie !!! J'envie parfois le sort de celui qui sera ton époux ! »

« Frappée de l'étrangeté de ces paroles, Sara eut peur, son extrême pâleur le disait assez.

« Mais, ne pouvant les attribuer qu'à un sentiment de jalousie exagérée, qui témoignait de mon attachement, elle ne chercha pas à lui donner un sens impossible. Elle me fit remarquer, d'ailleurs, que je pouvais éveiller l'attention de nos élèves, ce que je compris aussitôt.

« Son serrement de main me fit comprendre que j'étais pardonnée. Néanmoins le calme de cette existence jusque-là si pure, venait de recevoir un choc terrible.

« Le retour à la maison se fit silencieusement.

« J'étais triste, embarrassée... un sourire consolant de mon amie venait parfois me faire oublier les affreux déchirements de mon âme !...

« D'horribles souffrances physiques étaient venues, depuis, se joindre à mes maux intérieurs. Ces souffrances étaient telles que plus d'une fois je m'étais cru arrivée au terme de mon existence.

« C'étaient des douleurs sans nom, intolérables, qui, je l'ai su depuis, constituaient un danger imminent. »

Puis vient la faute, le crime, la conception ! Alexina cherche à l'expliquer et même à l'excuser, en constatant ses origines : « J'aimais d'un amour ardent, sincère, une enfant

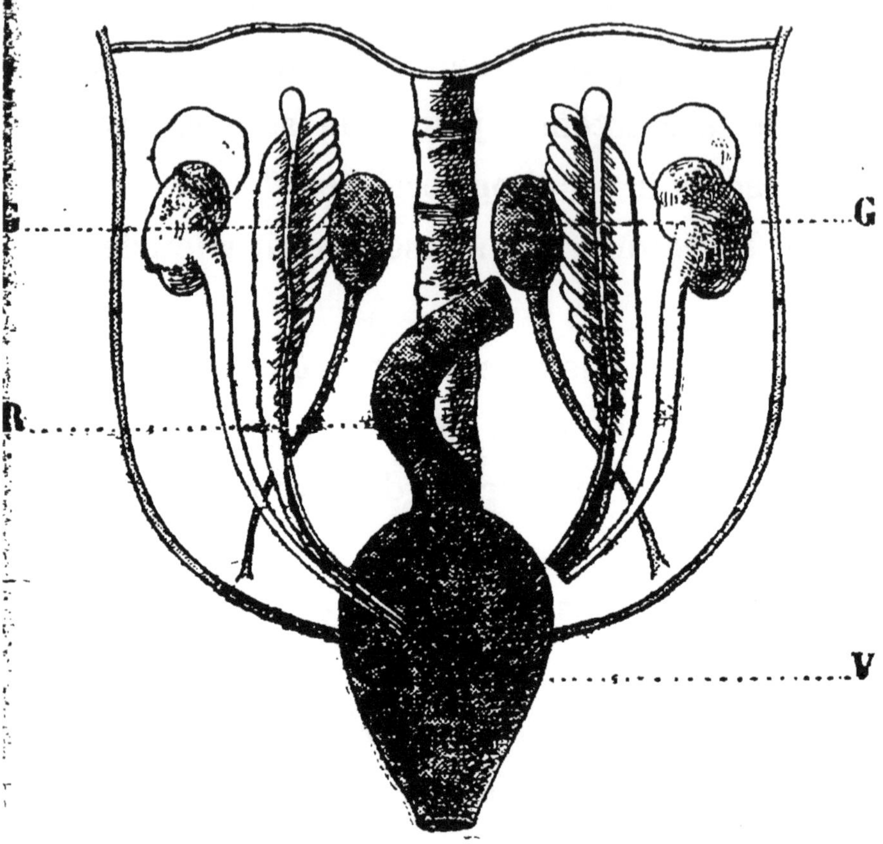

Fig. 24. — L'hermaphrodisme primitif de l'homme.
(pendant la vie embryonnaire)

G. Glande génitale. V. Vessie.
R. Rectum.

qui m'aimait avec toute la fougue, dont elle était capable... » ; puis il rejette toute la responsabilité sur d'autres.

Lorsqu'elle faisait une promenade avec Alexina, Sara lui donnait le bras dès les premiers temps de leurs relations. Après leur crime commun, ces relations étaient pleines de dangers incessants vis-à-vis de leurs élèves.

« Bien qu'elles ne pussent être soupçonnées, il nous fallait rester dans les bornes d'une réserve difficile à garder, pour moi surtout !!!.. » écrit Alexina.

« Souvent, au milieu des classes, un sourire de Sara venait m'électriser... J'aurais voulu la presser dans mes bras et il fallait se contraindre ! Je ne passais pas à côté d'elle sans lui donner, soit un baiser, soit un serrement de main expressif... »

A la promenade, Sara « me donnait le bras. On arrivait dans un champ. Assis sur l'herbe, à ses genoux, je ne la perdais pas de vue, lui prodiguant les noms les plus tendres, les caresses les plus passionnées... Certes, un témoin invisible, qui eût pu assister à cette scène, eût été étrangement surpris de mes paroles, plus encore de mes gestes ! »

Peu à peu la retenue devint insuffisante.

Puis vint une certaine forme de scandale.

« Dans le monde, écrit l'auteur des *Souvenirs*, on avait admiré d'abord, et critiqué ensuite, l'intimité établie entre Sara et moi, comme étant un peu exagérée, pour ne pas dire suspecte. Assurément on était à cent lieues de la vérité.

« Faute de la connaître, on faisait des commentaires de toutes sortes, et enfin quelques charitables commères, comme il s'en trouve toujours, crurent devoir en prévenir Mme P... ; au nom de la morale outragée par notre conduite journalière, en face de nos élèves. Moi surtout, j'étais gravement inculpée. On me faisait un crime d'embrasser trop souvent Mlle Sara.

« Nous remarquâmes, en effet, que nous

étions l'objet d'un sérieux examen de la part des enfants, parmi lesquelles il s'en trouvait d'assez âgées.

« Me voyaient-elles me pencher sur mon amie et la presser dans mes bras, elles détournaient la tête avec embarras, comme si elles eussent craint de nous voir rougir. Les pensionnaires, surtout, qui assistaient à notre lever, à notre coucher, manifestèrent plus d'une fois leur étonnement de certains petits détails, dont elles étaient frappées, sans doute. Elles en causèrent évidemment. De là venaient les bruits répandus dans le public. Mme P... en fut sérieusement affectée. N'osant m'en parler, elle appela sa fille... (et elle lui fit souvenir) qu'il est des convenances que, même entre jeunes filles, on est tenu d'observer... »

Plus tard, un peu avant l'époque à laquelle le jugement du tribunal lui restitua son sexe, Alexina est reconnue par une de ses anciennes compagnes : « La rusée remarqua que je ten is mon parapluie sous le bras gauche, et que j'avais la main dégantée derrière le dos. Mes mouvements, du reste, étaient en harmonie avec ma physionomie, aux traits durs et sévèrement accentués. »

Je soussigné, docteur en médecine, demeurant à la Rochelle (C.-I.) expose à qui de droit ce qui suit :

Un enfant né des époux B... le 8 novembre 1838, fut déclaré à l'état civil comme une fille et quoique inscrite sous les noms d'Adelaïde-Herminie, ses parents prirent l'habitude de l'appeler Alexina, nom qu'elle a continué à porter jusqu'à ce moment. Placée dans les écoles de jeunes filles et plus tard à l'Ecole normale du département de la Charente-Inférieure, Alexina a obtenu il y a deux ans un brevet d'institutrice et en exerça les fonctions dans un pensionnat. S'étant plainte de douleurs vives qu'elle éprouvait dans l'aine gauche, on se décida à la soumettre à la visite d'un médecin, qui ne put retenir, à la vue des organes génitaux l'expression de sa surprise. Il fit part de ses observation à la maîtresse du pensionnat, qui chercha à tranquilliser Alexina, en lui disant que ce qu'elle éprouvait tenait à son organisation, et qu'il n'y avait point à s'en inquiéter.

Alexina, toutefois préoccupée d'une sorte de mystère dont elle entrevoyait qu'elle était l'objet et de quelques paroles échappées au médecin pendant la visite, commença à porter sur elle-même plus d'attention qu'elle ne l'avait encore fait. En rapport tous les jours avec des jeunes filles de quinze à seize ans, elle éprouvait des émotions, dont elle avait peine à se défendre. Plus d'une fois la nuit, ses rêves étaient accompagnés de sensations indéfinissables ; elle se sentait mouillée et trouvait le matin sur son linge des taches grisâtres et comme empesées. Surprise autant qu'alarmée, Alexina confia l'état si nouveau de son âme à un ecclésiastique, qui, non moins étonné sans doute, l'engagea à profiter d'un voyage qu'elle devait faire à K... où demeure sa mère pour consulter Monseigneur. Elle se présenta en effet à l'évêché ; et à la suite de cette visite, je fus chargé d'examiner avec soin Alexina et de donner mon avis sur son véritable sexe. De cet examen résultent les faits suivants :

Alexina, qui est dans sa vingt-deuxième année, est brune ; sa taille est de 1 m. 59. Les traits du visage n'ont rien de bien caractérisé et restent indécis entre ceux de l'homme et ceux de la femme. La voix est habituellement celle d'une femme : mais parfois, dans la conversation ou dans la toux, il s'y mêle des sons masculins. Un léger duvet recouvre la lèvre supérieure ; quelques poils de barbe se remarquent sur les joues, surtout à gauche. La poitrine est celle d'un homme ; elle est plate et sans apparence de mamelles. Les règles n'ont jamais paru, au grand désespoir de sa mère et d'un médecin qu'elle a consulté, et qui a vu toute son habileté rester impuissante à faire apparaître cet écoulement périodique. Les membres supérieurs n'ont rien des formes arrondies qui caractérisent ceux des femmes bien faites ; ils sont très bruns et légèrement velus. Le bassin, les hanches sont ceux d'un homme.

La région sous-pubienne est garnie d'un poil noir des plus abondants. Si l'on écarte les cuisses, on aperçoit une fente longitudinale s'étendant de l'éminence pubienne aux environs de l'anus. A la partie supérieure se trouve un corps péniforme, long de 4 à 5 centimètres de son point d'insertion à son extrémité libre, laquelle a la forme recouvert d'un prépuce légèrement aplati et imperforé. Ce petit membre, aussi éloigné par ses dimensions du clitoris que de la verge dans son état normal, peut, au dire d'Alexina, se gonfler, se durcir et s'allonger. Toutefois l'érection proprement dite doit être fort limitée, cette verge imparfaite se trouvant retenue inférieurement par une sorte

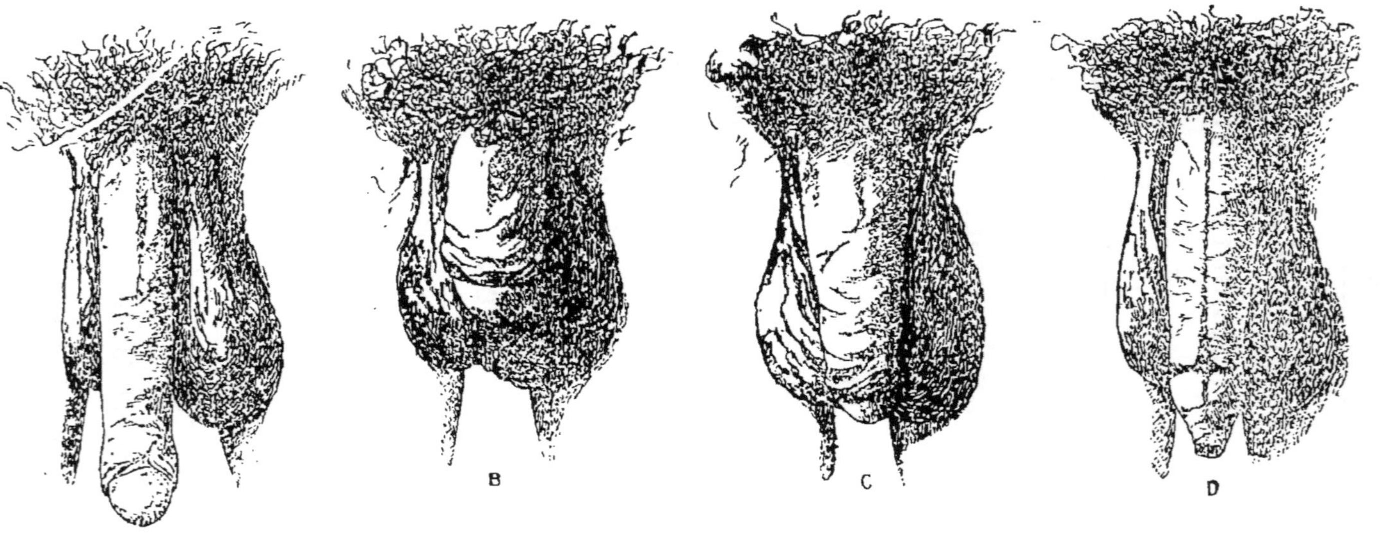

Fig. 25. — Malformations des organes génitaux.

A. Développement exagéré de la longueur (verge en fouet).
B, Développement exagéré de la circonférence.
C. Verge en cheville.
D. Verge à la croix pigmentée

de bride, qui ne laisse libre que le gland.

Les grandes lèvres apparentes, que l'on remarque de chaque côté de la fente, sont très saillantes, surtout à droite, et recouvertes de poils ; elles ne sont en réalité que les deux moitiés d'un seul scrotum resté divisé. On y sent manifestement, en effet, en les palpant, un corps ovoïde suspendu au cordon des vaisseaux spermatiques. Ce corps un peu moins développé que chez l'homme adulte, ne me paraît pouvoir être autre chose que le testicule. A droite, il est tout à fait descendu; à gauche, il est resté plus haut, mais il est mobile et descend plus ou moins quand on le presse. Ces deux corps globuleux sont très sensibles à la pression, quand elle est un peu forte. C'est selon toute apparence, le passage tardif du testicule gauche à travers l'anneau inguinal qui a causé les vives douleurs, dont se plaignait Alexina et rendu nécessaire la visite d'un médecin qui, apprenant qu'Alexina n'a j'amais eu ses règles, s'écria :

« Je le crois bien, elle ne les aura jamais! »

A 1 centimètre au-dessous de la verge se trouve l'ouverture d'un urèthre tout féminin. J'y ai introduit une sonde et laissé couler une petite quantité d'urine. La sonde retirée, j'ai engagé Alexina à uriner en ma présence, ce q'uelle a fait d'un jet vigoureux dirigé horizontalement à sa sortie du canal.

Il est bien probable que le sperme doit être également lancé à distance.

Plus bas que l'urèthre, à 2 centimètres environ au-devant de l'anus, se trouve l'orifice d'un canal très étroit, où j'aurais pu faire pénétrer l'extrémité de mon petit doigt, si Alexina ne se fût retirée et n'eût paru en éprouver de la douleur. J'y introduisis ma sonde de femme et reconnus que ce canal avait à peu près 5 centimètres de long et se terminait en cul-de-sac. Mon doigt indicateur introduit dans l'anus a senti le bec de la sonde à travers des parois, qu'on peut appeler recto-vaginales.

Ce canal est donc une sorte d'ébauche du vagin au fond duquel on ne trouve aucun vestige du col utérin. Mon doigt porté très haut dans le rectum, n'a pu, à travers les parois de l'intestin, rencontrer la matrice. Les fesses et les cuisses, à leur partie postérieure, sont couvertes d'une abondance de poils noirs comme chez l'homme le plus velu.

Des faits ci-dessus que conclurons-nous ? Alexina est-elle une femme ? Elle a une vulve, des grandes lèvres, un urèthre féminin indépendant d'une sorte de pénis imperforé ; ne serait-ce pas un clitoris monstrueusement développé ? Il existe un vagin, — bien court à la vérité, bien étroit, — mais enfin, qu'est-ce si ce n'est un vagin ? Ce sont là des attributs tout féminins. Oui, mais Alexina n'a pas de mamelles, elle n'a jamais été réglée ; tout l'extérieur du corps est celui d'un homme ; mes explorations n'ont pu me faire trouver la matrice. Ses goûts, ses penchants l'attirent vers les femmes. La nuit des sensations voluptueuses sont suivies d'un écoulement spermatique son linge en est taché et empesé. Pour tout dire enfin, des corps ovoïdes, un cordon, des vaisseaux spermatiques se trouvent au toucher dans un scrotum divisé.

Voilà les vrais témoins du sexe ! Nous pouvons maintenant conclure et dire : Alexina est un homme hermaphrodite sans doute, mais avec prédominance du sexe masculin.

La taille est la même que celle notée dans le rapport de M. Chesnet ; les cheveux sont noirs, assez abondants et fins : la barbe est également noire, mais n'est pas très abondante sur les parties latérales de la face ; elle est bien plus épaisse au menton et à la lèvre supérieure. Le col est grêle et assez long, et le larynx fait peut saillie en avant. La poitrine a les dimensions ordinaires et la conformation de celle d'un homme de cette taille, et l'on n'y rencontre pas de poils, si ce n'est autour des mamelons qui sont noirs et peu saillants ; quant aux mamelles il n'en existe pas plus que chez un homme de cet embonpoint. Les membres inférieurs et supérieurs sont recouverts de poils noirs très fins ; et les saillies musculaires sont plus accentuées qu'elles ne le sont chez la femme. Les genoux ne sont points inclinés l'un vers l'autre : le pied et la main sont petits : le bassin n'est pas plus développé qu'il ne doit l'être chez un homme.

Sur le pénis, qui est proéminent, sont répandus abondamment des poils noirs, longs et frisés, qui couvrent également le périnée et les parties, qui simulent les grandes lèvres et bordent complètement l'anus, disposition qui manque généralement chez la femme. A la place qu'il occupe normalement, se voit un pénis, régulièrement inséré long de 5 centimètres et de 2 cm. 1/2 de diamètre à l'état de flaccidité. Cet organe se termine par un gland imperforé, aplati latéralement et complètement découvert du prépuce, qui forme une couronne à sa racine. Ce pénis, qui ne dépasse pas en volume le clitoris de certaines femmes, est légèrement recourbé en bas, retenu qu'il est dans cette position par la partie inférieure du prépuce, qui va se confondre et se perdre dans les replis de la peau, qui forme les grandes et les petites lèvres.

Un peu au-dessous du pénis, et dans la situation qu'il a chez la femme, se trouve un urèthre, analogue à celui de cette dernière.

Il est facile d'y introduire une sonde et d'arriver à la vessie que nous avons vidée de la sorte. Plus bas que l'urèthre, se voit l'orifice du vagin : on y introduit facilement le doigt indicateur ; mais on ne sent rien au bout du doigt, qui rappelle la conformation d'un col utérin. On a au contraire la sensation d'un cul-de-sac. La longueur de ce vagin est de 6 cm. 1/2 ; sur ses parties latérales et dans toute sa longueur, on sent au toucher deux petits cordons durs placés au-dessous de la muqueuse, et qui sont, comme nous le verrons plus loin, les conduits éjaculateurs qui viennent s'ouvrir à l'orifice vulvaire et chacun d'un côté.

La muqueuse vaginale est lisse et très inectée et se trouve recouverte, dans toute son étendue, d'un épithélium pavimenteux, qui est celui qui tapisse le vagin de la femme. On constate l'existence de petits follicules dans l'épaisseur de cette muqueuse. Près de l'orifice vulvaire, on trouve un assez grand nombre de petits orifices, de canaux excréteurs, de glandes situées au-dessous ; et en comprimant légèrement la peau de cette région, on fait sortir par ces petits trous une matière gélatineuse incolore et qui n'est autre que du mucus concret.

L'anus est situé à 2 cm. 1/2 de la vulve et ne présente rien d'anormal. De chaque côté de l'organe érectile (pénis ou clitoris) et formant une véritable gouttière, dans laquelle se trouve ce dernier, il existe deux replis volumineux de la peau, le cordon jusqu'à

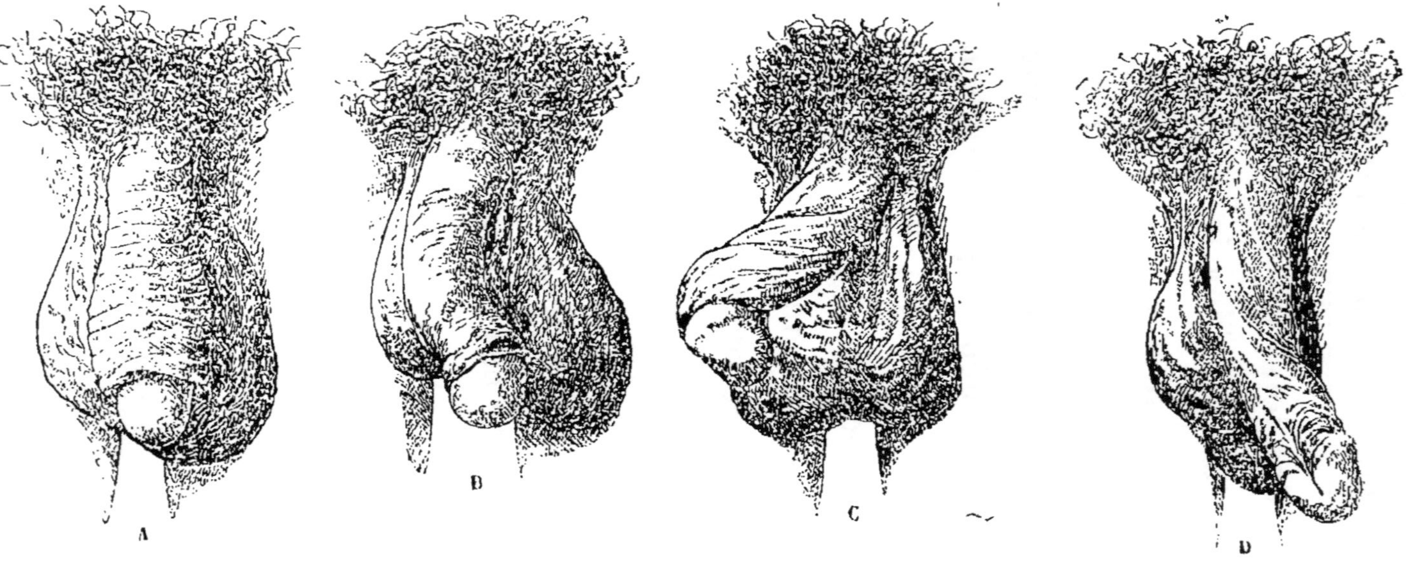

Fig. 26. — Malformations des organes génitaux (*suite*).

A. Verge au fourreau plissé.
B. Courbure latérale.
C. Torsion latérale, gland en crosse.
D. Courbure à convexité antérieure.

l'anneau. Le testicule gauche n'était pas complètement descendu ; une grande partie était encore engagée dans l'anneau.

A l'ouverture du cadavre, on voit que l'épididyme seulement du testicule gauche avait franchi l'anneau, il est plus petit que le droit; les canaux déférents se rapprochent, en arrière et en bas, de la vessie.

Ils ont des rapports normaux avec les vésicules séminales, d'où partent les deux canaux éjaculateurs, qui font saillie et rampent sous la muqueuse vaginale de chaque côté, jusqu'à l'orifice vulvaire. Les vésicules séminales, dont la droite est un peu plus volumineuse que la gauche, sont distendues par du sperme, qui a la consistance et la couleur normales. L'examen microscopique de ce liquide n'y montre pas de spermatozoïdes, qu'il soit pris dans les vésicules ou dans les testicules. On voit pourtant dans le testicule qui avait franchi l'anneau et la vésicule correspondante des corps arrondis, volumineux, qui rappellent les cellules-mères des spermatozoïdes ou ovules mâles de Robin. Il est facile de dérouler les tubes testiculaires pour l'un et l'autre testicule ; et le microscope ne montre rien d'anormal pour celui du côté droit, mais pour celui du côté gauche, qui était en partie dans l'abdomen, les tubes sont graisseux et le parenchyme du testicule a une teinte jaunâtre, que n'a pas l'autre.

Une petite canule étant placée dans chacune des vésicules séminales, je pousse une injection de lait pour m'assurer de la direction des conduits éjaculateurs; ce lait vient sortir par jets à l'orifice de la vulve, et de chaque côté comme je l'ai dit plus haut. La vessie, régulièrement située, est volumineuse; distendue par une injection d'eau, elle remonte au-dessus du pubis. Rien ne rappelle, par la forme, la présence d'un utérus et des ovaires; on trouve seulement, bien au-dessus du cul-de-sac qui forme le vagin, un plan fibreux épais sur lequel sont accolées les vésicules séminales, qui remonte très haut derrière la vessie et retient de chaque côté le vagin fixe, en rappelant, jusqu'à un certain point, la forme des ligaments larges ; mais la dissection la plus attentive ne permet d'établir aucune assimilation avec un utérus ou des ovaires. Il fut du reste impossible de découvrir aucun orifice au fond du vagin ; il finissait complètement en cul-de-sac.

Le péritoine avait ses rapports normaux avec la vessie ; et il passait beaucoup au-dessus du cul-de-sac vaginal, dont il était loin de toucher le fond.

On constate facilement, à la dissection, la présence de deux glandes vulvo-vaginales, qui ont le siège et le volume qu'elles ont ordinairement, et leur petit conduit excréteur, qui vient s'ouvrir un peu au-dessous des canaux éjaculateurs du sperme ; en comprimant ces glandes, on fait sortir une assez grande quantité d'un liquide visqueux.

Sur l'urèthre, et au voisinage du col de la vessie, se trouvait également une petite glande, qui était assurément une prostate peu développée.

Divers incidents vinrent contribuer à troubler profondément l'existence d'Alexina... Pendant son séjour à l'École normale survint un orage qui le terrifia. Tout le monde était au dortoir ; Alexina était déjà épouvanté, lorsque survint un coup de tonnerre tel qu'il n'en a jamais entendu de semblable. En même temps, la fenêtre s'ouvrit avec fracas. Eperdu, Alexina poussa un cri de détresse, franchit on ne sait comment, l'espace qui le séparait de la religieuse : « Mue par un ressort électrique, j'étais tombée anéantie dans les bras de sœur Marie-des-Anges, qui ne put se dégager de mon étreinte imprévue.

« Ses deux bras s'attachaient à mon cou, tandis que ma tête s'appuyait avec force contre sa poitrine couverte seulement d'un vêtement de nuit. Le premier mouvement de frayeur apaisé, sœur Marie-des-Anges me fit remarquer doucement l'état de nudité, dans lequel je me trouvais. Certes, je n'y songeais pas : mais je compris sans l'entendre.

« Une sensation inouïe me dominait tout entière et m'accablait de honte.

« Ma situation ne peut s'exprimer. Quelques élèves entouraient le lit et regardaient cette scène, ne pouvant attribuer qu'au sentiment de la peur le tremblement nerveux qui m'agitait... Je n'osais maintenant ni me retirer, ni affronter les regards fixés sur moi...

« Sous le coup d'une émotion difficile à décrire, je n'entendais plus l'orage qui grondait encore sourdement ; j'étais partie sans oser jeter les yeux sur ma maîtresse. Un désordre complet régnait dans mes idées. Mon imagination était troublée sans cesse par le souvenir des sensations éveillées en moi ; et j'arrivai à me les reprocher comme un crime...

« Cela se comprendra ; j'étais à cette époque dans la plus grande ignorance des choses de la vie ; je ne soupçonnais rien des passions qui agitent les hommes.

« Le milieu dans lequel j'avais vécu, la façon dont j'avais été élevée m'avaient préservée jusque-là d'une connaissance, qui sans nul doute, m'eût poussée aux plus grands scandales, à des malheurs déplorables. Ce qui s'était passé ne fut pas pour moi une révélation, mais un tourment de plus dans ma vie... A partir de ce moment, ma réserve naturelle s'augmenta de beaucoup vis-à-vis de mes compagnes. Un fait que je puis citer ici sans compromettre personne en donnera une idée. »

Il s'agissait de bains de mer, précédés d'une promenade à travers des dunes et des marais : « Force nous fut de marcher pieds nus, Une gaîté folle animait mes compagnes... J'en étais jalouse malgré moi. De temps à autre, mon front s'inclinait sous le poids d'une tristesse que je ne pouvais vaincre. Une préoccupation constante s'était emparée de mon esprit. J'étais dévorée (*sic*) du terrible mal de l'inconnu. »

Alexina raconte en détail l'improvisation du coucher et laisse deviner les sensations qui en résultèrent pour lui. Il se rend bien compte de la bizarrerie de sa situation, quand il écrit : « Quelle destinée était la mienne ! et quels jugements porteront sur moi ceux qui me suivront pas à pas dans cette incroyable carrière, que pas un être vivant avant moi n'aura parcourue ! »

Pendant la nuit suivante, un autre couchage fut improvisé : trois élèves se trouvaient simultanément dans chaque lit. Alexina se dit : « Je ne dis pas ce que fut cette nuit pour moi !!! » On peut supposer combien le sujet en fut bouleversé lorsque le lendemain l'entourage était frappé de son air d'abattement et s'informait avec sollicitude de sa santé.

Puis vint le bain de mer plus ou moins régulier. Entre toutes les jeunes filles, « c'était

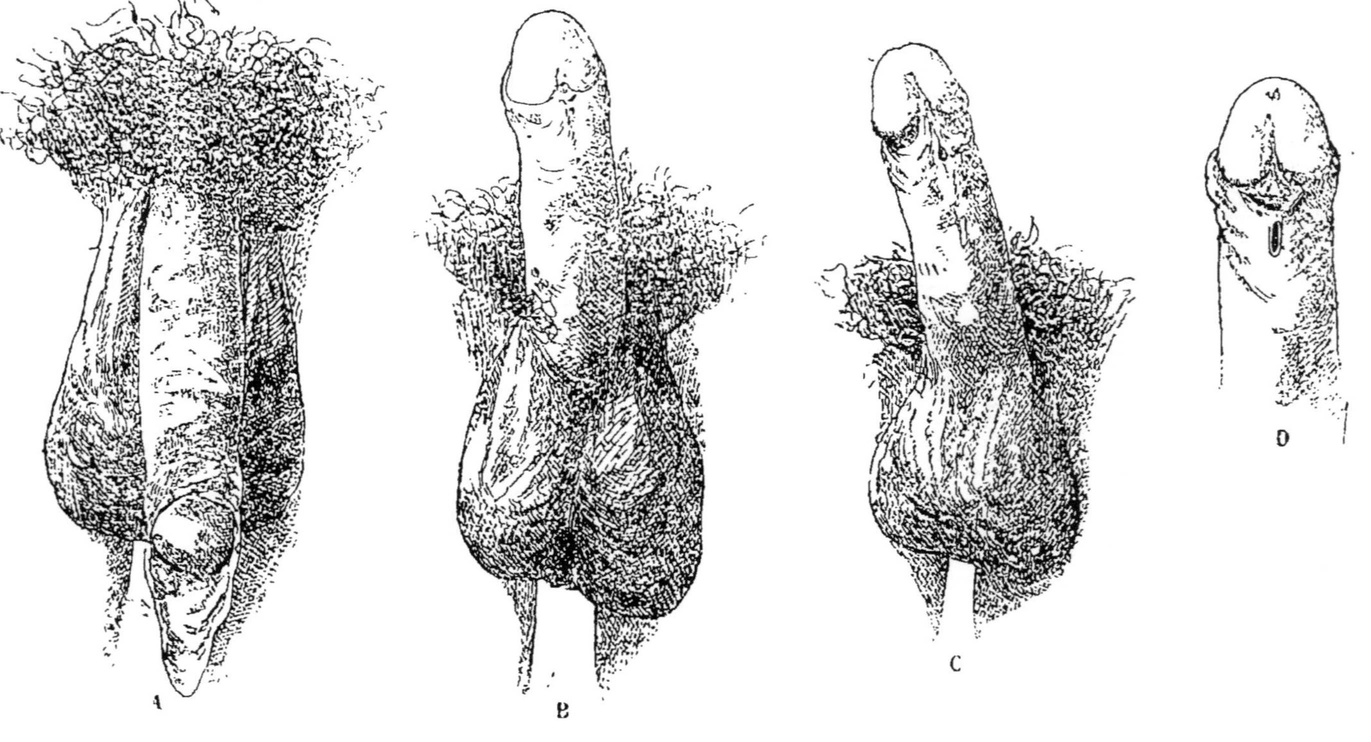

Fig. 27. — Malformations des organes génitaux (*suite*).

A. Prépuce à languette. B, C, D. Différentes formes d'hypospadias.

une hilarité folle! Moi seule assistais à cette baignade en spectateur.

« Qui m'empêcha d'y prendre part? Je n'aurais pas pu le dire alors. Un sentiment de pudeur, auquel j'obéissais malgré moi, me contraignait à m'abstenir, comme si j'eusse craint, en me mêlant à ce divertissement, de blesser les regards de celles qui m'appelaient leur amie, leur sœur!

« Certes, elles étaient loin de soupçonner de quels sentiments tumultueux, j'étais agitée en présence de ce laisser aller, si naturel pourtant, entre jeunes filles du même âge! Les plus âgées parmi nous pouvaient avoir vingt-quatre ans. J'en avais dix-neuf, et beaucoup d'autre n'atteignaient pas ce chiffre...

« On le devine, les émotions (*sic*) qui me torturaient n'étaient pas de nature à augmenter mes forces.

« Bien qu'on ne me l'avouât pas, je m'apercevais que mon état causait des inquiétudes. La science ne s'expliquait pas certaine absence et lui attribuait tout naturellement l'espèce de dépérissement qui me nuisait. »

Puis vint le temps, où Alexina fut directrice du pensionnat de Mme P... Ce fut le temps de ses relations avec Sara, institutrice plus jeune d'un an.

Alexina avait dix-neuf ans. Pendant des manifestations d'une affection très intense, des accidents douloureux dus à l'étranglement testiculaire, vinrent à se manifester. « Ces souffrances se manifestaient surtout la nuit et m'ôtaient jusqu'à la possibilité de pousser le moindre cri ! »

Ce fut le moment du plus pressant danger pour les mœurs du malheureux sujet. Il fut d'autant plus immédiat qu'Alexina paraît bien avoir pris le rôle d'un tentateur, plus ou moins conscient de la gravité de son initiative.

« Heureuse (*sic*) de ce prétexte, qui n'était que trop vrai, je priai, écrit Alexina, je priai un soir mon amie de partager mon lit. Elle accepta avec plaisir.

« Dire le bonheur, que je ressentis de sa présence à mes côtés, serait chose impossible ! J'étais folle (*sic*) de joie ! Nous causâmes longuement avant de nous endormir, moi, les deux bras passés autour de sa taille, elle reposant le visage près du mien !... Ai-je été coupable ? et dois-je donc ici m'accuser d'un crime ? Non, non ! (c'est le jugement intéressé qu'Alexina porte sur sa propre conduite)... Cette faute ne fut pas la mienne, mais celle d'une fatalité sans exemple, à laquelle je ne pouvais résister !!! Sara m'appartenait désormais !!!... Elle était à moi !!! »

Alexina était directrice et Sara institutrice d'un même pensionnat, dont la propriétaire gérante n'était autre que Mme P..., mère de Sara.

« Destinée à vivre dans la perpétuelle intimité de deux sœurs, il nous fallait maintenant dérober à tous le secret foudroyant, qui nous liait l'un à l'autre !!! C'est là une existence, qui ne saurait être comprise. Le bonheur que nous allions goûter, ne pouvait-il pas, par quelque circonstance imprévue, éclater au grand jour, et nous marquer au front de la réprobation publique ? Pauvre Sara ! Quelles terribles angoisses je lui ai causées.

« Le lendemain de cette nuit la trouva anéantie !!! Ses yeux rougis par les larmes, portaient l'empreinte d'une insomnie cruellement tourmentée.

« N'osant braver ainsi le regard clairvoyant d'une mère, elle ne vit la sienne qu'au déjeuner. Assurément j'étais moins troublé, mais je n'avais pas la force de jeter les yeux sur Mme P..., pauvre femme, qui ne voyait en moi que l'amie de sa fille tandis que j'étais son amant !...

« Une année s'écoula de la sorte !... »

Évidemment, l'auteur de ces lignes cherche tous les moyens de se disculper ; et il ne se dissimule ni la gravité de son crime de corrupteur ni la perversité de son abus de confiance. Il sait qu'il occupe dans la famille, la plus honorable de la localité, un poste de confiance excessivement délicat ; mais il écarte systématiquement les remords les plus amers et les plus importuns, sans réussir à les supprimer tous.

« Certes je le voyais bien, l'avenir était sombre ! Il me faudrait tôt ou tard, rompre avec un genre de vie qui n'était plus le mien. Mais, hélas ! comment sortir de cet affreux dédale ? Où trouver la force de déclarer au monde que j'usurpais une place, un titre, que m'interdisaient les lois divines et humaines ? Il y avait de quoi troubler un cerveau plus solide que le mien. A partir de ce moment, je ne laissai Sara ni le jour ni la nuit !... Nous avions fait le doux rêve d'être à jamais l'un à l'autre à la face du ciel, c'est-à-dire le mariage.

« Mais il y avait loin du projet à l'exécution !

« Toutes sortes de plans, plus bizarres les uns que les autres, avaient pris naissance dans notre imagination en délire.

« Plus d'une fois, la fuite s'était présentée à moi, comme l'unique moyen d'arriver à un résultat. Sara l'acceptait, puis le repoussait bien vite avec effroi... Mes lettres à ma mère se ressentaient visiblement de ma préoccupation constante... C'étaient pour elle autant d'énigmes insolubles. Elle en arriva à me croire fou, me suppliant de mettre fin à ses cruelles incertitudes. J'essayais alors de la calmer, et je la jetais en de nouvelles perplexités. »

Cependant le remords poursuit le coupable, qui, dans sa fonction de directrice, avait une autorité entière, absolue !

« De plus une affection sincère, dont je recevais tous les jours de nouvelles preuves, m'avait été vouée par tous les membres de cette famille ! Et je la trompais cependant ! Cette douce jeune fille, devenue ma compagne, ma sœur, j'en avais fait ma maîtresse. »

Est-il possible de méconnaître, dans ces expressions, le cri d'une conscience bourrelée de remords ? Cependant, l'auteur des *Souvenirs* ne se rend pas encore. Il en appelle au jugement de la postérité. Il veut parvenir à rejeter sur d'autres la responsabilité de sa coupable perversité de corrupteur. « Ai-je été coupable, criminel, parce qu'une erreur grossière m'avait assigné dans le monde une place, qui n'aurait pas dû être la mienne ? »

Sara « pouvait-elle refuser à l'amant cette tendresse de sentiments, vouée à l'amie, à la sœur ? Et si ce naïf amour devint de la passion, qui donc faut-il accuser, sinon la fatalité ? »

Cependant, il faut que les deux coupables aient fait de biens grands efforts pour s'étourdir réciproquement et se tromper mutuellement, jusqu'à vouloir se persuader l'un l'autre que leur crime commun n'était pas tout ce qu'il était !... L'instinct lui-même en témoignait avec sa loyale spontanéité. Alexina le reconnaît implicitement dans cet aveu :

« Sara se plaisait à me donner la qualification masculine, que devait plus tard m'accorder l'état civil. Mon cher Camille je vous aime tant !!!... »

A quelques mois de là, Sara lui fait une confidence dont il est atterré ! Il lui semblait possible que des craintes de paternité fussent fondées.

Cependant les mêmes relations criminelles se reproduisaient et les douleurs d'étranglement testiculaire reparaissaient.

Alors survint, pour la première fois, une exploration par un médecin ; il paraît certain que l'erreur de sexe fut reconnue : mais il semble que le devoir du secret médical ait imposé le silence en présence de Mme P...
« Le médecin se contenta de l'engager à m'éloigner de sa maison et au plus vite, croyant se dégager par là de toute responsabilité. »

Alexina se permet de lui reprocher dans ses mais *Souvenirs*, d'avoir commis « une faute grave, non seulement vis-à-vis de la morale, mais aux yeux de la loi » !

« Son silence, son attitude à mon égard me semblaient une énormité révoltante. » C'est évidemment avec la meilleure bonne foi, qu'Alexina profère ces reproches, sans se rendre compte de ce qu'il y a de pénible à observer délicatement le devoir du secret médical, sans se rendre compte surtout que c'est du côté d'Alexina que se trouve la faute la plus grave contre la morale, et l'énormité la plus révoltante.

Puis, Mme P... défendit formellement à sa fille de partager le lit d'Alexina. Quelque solennelle qu'elle fût, cette défense ne fut pas respectée. C'eût été, selon l'auteur des *Souvenirs*, « demander à la nature un sacrifice héroïque, dont elle est incapable ».

Survinrent pour la seconde fois les vacances du pensionnat. L'éloignement de Sara, objet de sa passion, d'une part, le voisinage d'une mère sage, d'un protecteur prudent et circonspect, le retour dans un milieu calme et absolument respectable, de l'autre, conduisent Alexina à envisager sa situation démoralisée avec un sang-froid exempt de toute passion.

CHAPITRE XI

LA CASTRATION ET LES CASTRATS

La castration est une opération qui consiste à priver l'homme de ses parties sexuelles, séminifères. Elle peut ou non s'accompagner de l'extirpation de la verge. Elle est volontaire ou accidentelle. Il est plus naturel de diviser son étude en castration volontaire, en castration criminelle et en castration nécessaire ou chirurgicale.

La castration volontaire remonte à la plus haute antiquité. Si l'on en croit une légende indienne, le dieu Sîva se serait mutilé lui-même. Embarrassé par son sexe de dimensions excessives, il l'aurait coupé en douze parties, desquelles seraient nées toutes les créatures humaines.

En Asie-Mineure, les prêtres de Cybèle, qu'on appelait les Corybantes, se châtraient publiquement au cours des cérémonies célébrées en l'honneur de la déesse. « Ils paraissaient, dit Maury, transportés de fureur ; on les voyait prendre des armes, et s'en frapper impitoyablement. Puis pour s'exciter encore dans leur délire sauvage, ils jouaient de la flûte, battaient du tambour, exécutaient des sauts et des danses violentes. Ces accès se renouvelaient durant les trois jours que durait la fête qui se célébrait, comme l'on sait, à l'équinoxe du printemps. Le troisième jour, l'enthousiasme était devenu à son comble, et, alors, en proie à une incroyable et morbide exaltation, ils se châtraient et portaient en triomphe le membre viril qu'ils s'étaient coupé avec une coquille, un rasoir ou un caillou tranchant. »

On connaît l'histoire de Combatus, le jeune Syrien d'une beauté remarquable qui, chargé par Antiochus Ier d'accompagner la reine dans un voyage lointain, se mutila volontairement de peur qu'on ne l'accusât de mettre à profit cette expédition pour s'attirer les faveurs de la princesse.

Avant de partir pour son voyage Combatus mit ses parties génitales sectionnées dans un écrin qu'il cacheta. Quand il fallut partir, il donna la boîte au roi en présence de beaucoup de monde et le pria de la lui garder jusqu'à son retour.

A son retour, Combatus se vit accusé d'avoir abusé de la femme d'Antiochus. Comme bien l'on pense, il n'eut guère de peine à se justifier. Il n'eut besoin que de dire au roi d'ouvrir l'écrin qu'il lui avait confié avant son départ. Combatus devint grand favori du roi.

Le culte de Cybèle passa à Rome et l'on mit sur la scène la fable de la déesse. Cybèle, d'après la tradition mythologique, était follement éprise du bel Atys. Jalouse de le savoir fiancé à la fille du roi de Lessinonte, elle imagine d'égarer la raison de ce jeune homme. A cet effet, Atys devient la proie des Furies auxquelles il cherche à échapper en gagnant la forêt prochaine. Là, pour mettre fin à son supplice, il se châtre lui-même à l'aide d'une pierre tranchante en s'écriant : « Périssent les parties de mon corps qui m'ont été si funestes ! »

Quand on jouait, sur le théâtre romain, la scène d'Atys, l'acteur qui remplissait le rôle du bel adolescent devait s'émasculer réellement sur la scène, car on exigeait alors une exactitude rigoureuse des faits représentés. Alors, au comédien, on substituait, au dernier moment un condamné à mort qui obtenait sa grâce au prix de ce sacrifice.

Aux premiers siècles du Christianisme, il y eut des prêtres fanatiques qui s'émasculèrent, sans doute pour être plus dignes de représenter leur divinité. C'est ainsi que saint Jérôme déclare, dans sa quarante-et-unième lettre « *ad Fammachum* », que le jeune Origène s'enleva les organes génitaux à l'aide d'un instrument tranchant.

Au IIIe siècle, un Arabe, Valésius, soutint que la castration était la condition indispensable pour aspirer à la dignité de prêtre. Ainsi se forma la secte des Valésiens qui opérèrent l'émasculation sur eux-mêmes et sur leurs convertis.

L'Église fut obligée de prendre des précautions pour combattre cette secte nouvelle des castrats volontaires et voilà ce que nous lisons à ce sujet dans le Concile de Nicée de l'an 325 : « Si quelqu'un a été fait eunuque ou par les Barbares ou par les médecins, au cours d'une maladie, qu'il demeure dans le clergé; mais celui qui s'est mutilé soi-même, en étant en bon état de santé, doit être interdit, s'il fait partie du clergé et, à l'avenir, on ne doit en promouvoir aucun. »

Les prescriptions de ce concile furent scrupuleusement exécutées. Léonce d'Antioche, ayant, en 396, voulu se châtrer afin de demeurer chaste et d'assurer son salut, fut déposé de la prêtrise, en vertu d'une bulle émanant du pape Léon Ier.

Au Moyen Age, la castration volontaire fut fort en honneur, tant pour se rendre agréable à Dieu que pour éviter certaines maladies telles que la ladrerie, la lèpre, la goutte, qui, pensait-on, n'atteignaient pas les eunuques.

Des charlatans parcouraient alors les campagnes exerçant uniquement le métier de châtreur qui était, semble-t-il, fort lucratif. Il ne disparut d'ailleurs qu'à la fin du XVIIIe siècle, à la demande expresse de l'Académie de Médecine.

L'ignorance est parfois un facteur de castration volontaire. Par exemple, les Hottentots, les Cafres s'arrachent eux-mêmes le testicule gauche, croyant éviter ainsi une grossesse gémellaire à leur compagne.

Avant de parler avec quelques détails des Skoptzy, nous allons citer quelques exemples de castration volontaire empruntés à la littérature médicale. Ce sont donc là des documents scientifiques dont l'authenticité ne saurait être suspectée.

Widdons Golding raconte (*Medical facts and observations*, 1797, t. VII, p. 74), qu'un maçon âgé de vingt-cinq ans, célibataire, se castra, le 16 mars 1795, dans les circonstances suivantes :

A l'aide d'un canif, il incisa transversalement le scrotum; les testicules étant sortis spontanément par la plaie, le malade sectionna des deux côtés le cordon à environ 2 centimètres du corps de l'organe. Une hémorragie se déclara : le malade chercha à l'arrêter à l'aide d'application d'orties. Ne réussissant pas, il sutura lui-même la plaie à l'aide d'un fil et d'une aiguille. Son entourage, s'étant aperçu de la blessure, appela un chirurgien qui prodigua ses soins au malade, lequel fut complètement guéri au bout de quinze jours.

Un homme de moyen âge, dit Dupuytren (*Leçons de clinique chirurgicale*, 1839), réduit au désespoir par l'inconduite de sa fille, se pratiqua une large incision à la base du scrotum et du pénis et détacha les testicules dans les deux tiers de leur épaisseur. Des points de stuture amenèrent la réunion des parties divisées ; le corps caverneux, qui avait été coupé, s'oblitéra. Le malade, parfaitement guéri de sa blessure et de son chagrin, offrait le singulier phénomène d'une érection semi-latérale, ce qui donnait au pénis, une forme extrêmement bizarre.

J. B..., trente et un ans, ancien militaire, est conduit dans une « maison de sûreté » à la suite d'un accès de delirium tremens et d'un état d'exaspération intraitable. Quelques minutes après son incarcération, il emprunte à un prisonnier malfaiteur un petit couteau de poche et s'enlève tout l'appareil génital au ras de la peau. Jetant ensuite les parties dans un coin, il fait remarquer « qu'un fou pouvait se couper la gorge, mais qu'il appartenait à un soldat de se couper les parties secrètes ». L'hémorragie fut considérable (environ 4 litres de sang) et arrêtée par un cautère appliqué sur la surface saignante.

A noter que huit à dix minutes après le commencement de l'hémorragie, l'intelligence se rétablit ; aucun signe de delirium tremens ne se manifesta ensuite. (Bech, *American journal of the medical science*, 1847.)

Un certain Bachon, facteur, âgé de cinquante-six ans, entretenait depuis assez longtemps des relations contre nature avec un jeune homme de dix-neuf ans, qu'il avait recueilli alors que ce dernier était tout enfant.

Le fait était tellement connu du public que le plus jeune de ces deux hommes était désigné dans le pays sous le nom de « la femme à Bachon ».

Il y a quelques jours, au milieu de la nuit,

une femme qui couchait dans un lit voisin de celui où se trouvaient Bachon et son protégé, fut réveillée par un cri et, se levant pour voir ce qui se passait, rencontra à terre la verge de Bachon, tandis que l'autre lui présentait la sienne entamée jusqu'à l'urèthre ; il offrait également une plaie récente à la cuisse droite.

Comme aucun de ces deux hommes n'accusait l'autre, elle crut au récit qu'ils lui firent ; ils prétendaient que cette mutilation leur avait été faite par un étranger qui s'était introduit près d'eux prendant leur sommeil. Peut-être cette femme était-elle la coupable ? Cependant, ce fut le jeune homme qui comparut devant la Cour d'assises de Versailles et qui fut acquitté faute de preuves, bien que l'instruction eût révélé chez Bachon la présence de deux rasoirs, dont l'un avait certainement servi à l'accomplissement du crime et qui avaient été confiés au facteur pour qu'il les fit repasser. (*Le Praticien*, 1879.)

Un ouvrier mineur, âgé de cinquante-cinq ans, se présente à l'Hôtel-Dieu de Lyon, réclamant des soins pour un rétrécissement survenu à la suite d'une abrasion complète des organes génitaux externes. Il raconte aux médecins de l'hôpital une histoire invraisemblable de guet-apens dans un bois, au cours duquel il aurait été ainsi mutilé par trois individus.

Cette version fut reconnue inexacte et il fut établi que Ch. P... s'était mutilé lui-même à l'aide d'un mauvais couteau de poche. (Félix, Thèse, Lyon, 1883.)

Georges B..., vingt-deux ans, employé de commerce, entré à l'hôpital Beaujon : il s'est sectionné, à l'aide d'un rasoir, la verge au ras du pubis, à la suite de chagrins intimes sur la nature desquels il ne veut donner aucun détail.

Six mois après il rentre à l'hôpital et raconte qu'ayant décidé de supprimer un de ses testicules et ayant vu les médecins de l'hôpital se servir de cocaïne lors de son premier séjour à Beaujon, il s'est procuré une solution de cocaïne et une seringue de Pravaz. Après s'être fait une injection de cocaïne, il incisa le scrotum, isola le testicule et le cordon, qu'il sectionna après l'avoir ligaturé. Le testicule enlevé, il fit des points de suture sur le scrotum avec une aiguille de couturière. La ligature ayant cédé, il se forma dans le scrotum un volumineux hématome qui ramenait le malade à l'hôpital. Guérison en vingt jours. (Millant, *Castration criminelle et maniaque.*)

Un infirmier, dans un accès de mélancolie, se fit une plaie au scrotum et s'enleva un testicule. Le blessé, qui prétendait ne se souvenir de rien, ne put ou ne voulut donner aucun renseignement. « Le souvenir de son acte lui avait complètement échappé. »

Le testicule ne put être retrouvé. (Picqué, rapporté par Millant, *loc. cit.*)

Un hypochondriaque se castra dans le salon de consultation d'un professeur de la Faculté de Paris ; les preuves palpables de la mutilation gisaient sur le tapis lorsque le médecin accourut s'informer de la cause du tumulte qu'avait provoqué cet incident peu banal. (Millant, *loc. cit.*)

Le 12 janvier 1900, on trouvait dans le lit d'une chambre d'hôtel, 4, rue Dauphine, « un fragment de verge pesant 15 grammes, sectionné à 1 centimètre environ du gland : section nette et transversale paraissant avoir été faite avec un instrument bien tranchant. On constatait cependant, à la partie inférieure, un lambeau de peau paraissant appartenir au scrotum ». L'examen en fut fait par M. le Dr Socquet. A un mois de là, le 12 février, on repêchait dans la Seine, à Boulogne, le corps d'un individu chez lequel on constata l'absence de la partie antérieure de la verge : le 17 du même mois, le cadavre fut examiné : il fut constaté que l'organe était sectionné à 35 millimètres de sa racine et qu'il manquait un lambeau de peau à la partie antérieure du scrotum : à ce cadavre mutilé appartenait donc le débris de verge trouvé rue Dauphine.

La mort était due à l'asphyxie par submersion. L'identité du cadavre fut rapidement établie, c'était un nommé Gérard D..., âgé de trente-huit ans, valet de chambre. Il fut reconnu formellement par sa femme, laquelle déclara qu'il avait l'esprit dérangé et que depuis longtemps, elle le considérait comme fou. L'enquête sembla démontrer en effet que D..., après s'être, dans un accès de manie, sectionné la verge, s'était dirigé vers la Seine et jeté à l'eau. (Socquet, cité par Millant, *loc. cit.*)

A Aumale, un nommé Chave, tailleur, obsédé depuis longtemps de monomanie religieuse, assistait à la messe lorsque, vers dix heures, il se dirigea vers un confessionnal. Effrayée de son air exalté, une sœur qui se trouvait là était allée chercher un prêtre. Malheureusement, quand celui-ci arriva il était trop tard. Chave sortait du confessionnal, pâle, défaillant, les mains ensanglantées.

Le pauvre fou venait de s'infliger le plus cruel supplice. Avec l'énergie que peut seule donner l'exaltation religieuse, il avait pratiqué sur lui-même, sans autre instrument que ses ongles, l'opération rendue fameuse par l'infortune d'Abeilard... Chave n'est point mort... il paraît même satisfait de sa résolution. Il espère, dit-il, avoir gagné le Ciel en s'affranchissant de ses iniquités. (*Archives de Neurologie*, 1882.)

Un religieux, âgé de vingt-cinq à trente ans, dont je tairai le nom, l'ordre et la patrie, continuellement tourmenté par les aiguillons de la chair et le feu de la concupiscence, forma le monstrueux projet de détruire en lui le germe qui les faisait éclore, et que la nature lui avait prodigués, parce qu'il troublait sans doute à chaque instant la sécurité d'esprit et d'âme dont il voulait jouir.

En conséquence, il fit plusieurs expériences sur différents animaux qu'il sacrifia à son ignorance, pour pouvoir, dans la suite, ne rien risquer pour sa vie et être en état de goûter cette paix stoïque, qui ne pouvait s'acquérir, selon lui, qu'à ce prix.

Lorsqu'il crut être assez savant pour tenter sur lui la même opération, il se munit d'un rasoir bien affilé et attendit que tous les religieux de la maison se fussent retirés. Dans le temps qu'il jugea le plus convenable, qui était entre dix et onze heures, il exécuta cette cruelle opération avec une constance et une fermeté inébranlables; il ne poussa pas le moindre cri, malgré toute la douleur qu'il dut ressentir; au moins les voisins de sa cellule ne l'entendirent pas.

Il ouvrit méthodiquement les deux côtés des bourses l'un après l'autre, en retira les deux testicules et les sépara d'un coup de rasoir du cordon des vaisseaux spermatiques, à trois ou quatre lignes du corps des testicules.

Il jeta ces deux corps glanduleux au bas de son lit et termina là son opération avec autant d'adresse que s'il avait été le chirurgien le plus exercé. Elle ne fut pas plutôt faite qu'il sentit tout le poids du crime qu'il venait de commettre et le repentir éternel qui en serait la suite nécessaire. La perte de son sang, qui ruisselait de toutes parts, lui fit craindre avec raison pour ses jours. Il courut à la cellule de son voisin pour lui demander du secours et lui avoua ingénument sa turpitude et son infamie. Son collègue, touché de commisération, courut bien vite chercher un chirurgien qui arrêta l'hémorragie et appliqua un bandage convenable. Le blessé se rétablit au bout d'un mois ou six semaines. (*Journal de Médecine*, 1758.)

Un paralytique général, âgé de quarante-cinq ans, s'était en partie mutilé ; riant aux éclats, insensible à la douleur, il s'exclamait : « Qu'on m'amène des femmes, maintenant... ma nature est tellement forte que je leur ferai des enfants tout de même : c'est ce que j'ai voulu prouver en me coupant mes affaires. » (Garnier, *La Folie à Paris.*)

En 1811, à Bicêtre, dans le service des aliénés confié à Lanfran, était placé un Italien affecté de manie délirante. Un jour, il se promenait dans la cour de la maison et y vit, ce qu'on y voyait assez ordinairement, plusieurs malheureux se livrer avec fureur à la masturbation malgré la surveillance la plus active. « Que de marchandise perdue ! se dit-il, combien une femme ici ferait bien ses affaires ! Si je me faisais femme, ce serait moi qui profiterais de tout cela. »

Cette idée lui sourit et lui inspire le projet de se retrancher les appendices qu'il croit être seuls un obstacle à sa métamorphose. Armé d'une méchante lame de couteau il va dans les latrines et, à force de scier, il enlève très ras les organes génitaux. Fier de son opération, il vient triomphalement se promener au milieu de ses camarades d'infortune pensant attirer bientôt leurs hommages. Le sang coulait de la plaie : un surveillant s'aperçoit de l'hémorragie, fait rentrer le malade et envoie chercher l'interne de garde. On arrêta l'hémorragie : la plaie fut pansée. La guérison s'opéra avec une rapidité étonnante. (*Gazette des Hôpitaux*, 1848.)

Blandin a eu l'occasion de donner ses soins à un jeune ecclésiastique qui, honteux de s'être un instant abandonné à un penchant vers lequel la nature le ramenait à tout instant et d'une manière irrésistible, s'était, d'un seul coup de rasoir, coupé à la fois le pénis, les deux testitules et la poche membraneuse qui contient ces derniers. (*Dictionnaire de médecine*, art. *Castration.*)

Un jeune garçon d'Édimbourg, « qui voulait mener une vie sainte », se présenta au docteur Liston pour se faire châtrer. M. Liston lui ayant conseillé d'attendre sous prétexte de l'âge, ce jeune homme se présenta quelques jours plus tard au docteur : il avait tenté de s'opérer lui-même avec un canif et avait mis un testicule à nu. (*The Lancet*, 1838.)

Un prêtre se fit dans sa jeunesse une castration double pour se délivrer de ses érections importunes. Observé, trente ans environ après cette opération, par M. le professeur Le Dentu, il affirma, bien qu'il eût recouvré, dit-il, un calme à peu près complet, avoir de temps à autre des érections nocturnes, mais n'aboutissant jamais à l'éjaculation.

Un jour, un mendiant chinois se présente à quelque Mont-de-Piété pour engager les loques qui recouvraient partiellement sa nudité. Ses hardes sont refusées. Mais notre homme, pressé d'argent, ne se tient pas pour battu : il s'assied devant la porte, et, avec son couteau, pratique sur lui-même l'amputation des organes génitaux, puis rentre de nouveau engager pour trente tiaos (neuf francs) ces pièces anatomiques. Le directeur du Mont-de-Piété dut faire, à ses frais, soigner ce singulier client, qui trouva plus tard une place au palais impérial. (Le Dentu, cité par Millant, *loc. cit.*)

CHAPITRE XII

LE PHIMOSIS ET LA CIRCONCISION

§ I. — Le Phimosis.

Le phimosis est une malformation du prépuce qui, par son étroitesse, ne peut être ramené derrière la couronne du gland, de telle façon que le gland n'est jamais mis à découvert. Le phimosis est un attribut de la naissance ou bien une malformation consécutive à quelque affection.

Pour ce qui est du phimosis congénital, hâtons-nous de dire que tous les enfants ont, au moment de la naissance, un certain degré de phimosis qui ne tarde pas d'ailleurs à disparaître.

L'impossibilité pour le prépuce de découvrir le gland peut être due à des adhérences plus ou moins nombreuses et résistantes que l'âge peut même rendre définitives. On remarque aussi fréquemment que le pénis est inséré trop près du méat et pèche ainsi par un manque de longueur suffisante.

Le phimosis est une infirmité pas aussi bénigne qu'on le croit d'ordinaire et de nombreux accidents peuvent naître de cette insuffisance du prépuce.

Tout d'abord, il y a l'urine qui, ne pouvant s'échapper immédiatement par l'orifice préputial, s'amasse sous le prépuce, de là la constatation fréquente sous la peau du prépuce et dans le sillon balano-préputial de sédiments et de calculs urinaires.

Ces corps étranges sont la source d'irritations plus ou moins graves qui peuvent même entraîner l'incontinence d'urine.

L'irritation, l'inflammation du gland entraînent la *balanite*, qui est douloureuse et qui se manifeste le plus souvent par une sécrétion jaunâtre abondante et malodorante; aucun exercice n'est alors possible et le malade se trouve condamné au repos comme s'il s'agissait d'une blennorrhagie.

Chez les enfants, le prurit, les démangeaisons occasionnés par la balanite peuvent être le point de départ de manœuvres onanistiques. Les enfants sont, en effet, appelés à se gratter et à contracter ainsi des habitudes vicieuses.

Plus tard, chez l'adulte, le phimosis est une cause de douleur pendant l'érection. La copulation est rendue particulièrement difficile parfois, le gland se déchire au cours du coït et les sensations, au lieu d'être agréable, deviennent atrocement douloureuses.

Supposons pour un instant que, pendant des manœuvres onanistiques, ou pendant le coït, le prépuce soit rejeté jusqu'en arrière du gland, celui-ci, se tuméfiant, de par le jeu physiologique dont il est le siège et le témoin, l'orifice préputial ne peut plus être ramené en avant du gland. Celui-ci se trouve comprimé à sa base, sa circulation de retour est impossible, dès lors il se tuméfie de plus en plus et c'est cette tuméfaction qui s'appelle le paraphimosis.

Si l'on ne remédie au plus tôt à cet état de chose, de graves accidents peuvent survenir. En outre de la douleur atroce, la verge tombant énorme, comme un battant de cloche, devient le siège de phlyctènes et de petites plaques de *sphacèle*. La gangrène peut même apparaître. L'intervention du médecin sera sollicitée au plus tôt.

Enfin, il est un phimosis consécutif à la balanite, aux accidents vénériens, comme le chancre mou et syphilitique. Le plus souvent, dans ces derniers cas, il s'agit d'un phimosis cicatriciel.

Le diabète, par la fermentation des urines maintenues par le prépuce et la balano-postite consécutive est une source fréquente de phimosis.

Qu'il soit congénital ou bien consécutif

à quelque affection, le phimosis reconnaît comme traitement unique et précoce la *circoncision.*

§ II. — Traitement du phimosis, la circoncision.

Sur l'ordre de son dieu, Abraham se circoncit et traita de la même manière son fils Ismaël et les esclaves de sa maison. La circoncision fit ensuite partie des préceptes de la loi mosaïque. Les Juifs en firent un des signes distinctifs du peuple de Dieu. Toutefois, pendant leur séjour dans le désert, personne d'entre eux n'y fut soumis.

Pendant la domination romaine, durant tout le Moyen Age, la circoncision survécut à toutes les persécutions. Les Juifs ont précieusement conservé le signe distinctif de leur race. Il y eut même, vers le XIIe siècle, une secte de chrétiens qui voulut admettre la circoncision comme une nécessité. En réciproque, il y eut, en Allemagne, dans le début du XIXe siècle, une secte juive qui voulut proscrire la circoncision.

Selon la loi mosaïque tout fidèle peut être lui-même l'opérateur de la circoncision, comme tout chrétien peut d'ailleurs lui-même (en cas de nécessité, il est vrai) administrer le baptême. Les femmes pouvaient même circoncire. Ainsi Séphora, femme de Moïse, circoncit son propre fils avec une pierre tranchante. Antiochus ordonna de tuer toutes les mères qui auraient circoncis leurs enfants.

Selon le rite judaïque, la circoncision est pratiquée le huitième jour après la naissance et elle est confiée à un opérateur appelé *Mohel*. L'opération commence par la section circulaire du prépuce (*hitouch*), suit la déchirure avec l'ongle de la partie restante du prépuce (*périah*) et la succion de la plaie (*mezerah*). Cette pratique est conforme aux prescriptions du Thalmud.

Les médecins furent consultés par le consistoire de Paris, à propos des pratiques de la circoncision et ils furent tous d'avis de rejeter une pratique consacrée par l'usage, mais non recommandée par la Loi primitive. Ils s'élevèrent contre la section de la muqueuse préputiale à l'aide des ongles, manœuvre défectueuse, dangereuse puisque capable de produire une hémorragie considérable ou bien une plaie suppurée.

Ils s'élevèrent surtout contre la succion, pratique ignoble capable de propager la syphilis de l'enfant au mohel ou du mohel à l'enfant.

Une ordonnance royale du 25 mai 1845 consacra indirectement ces réformes en décrétant que nul ne pourrait exercer les fonctions de mohel, sans une autorisation spéciale du consistoire de la circonscription.

La circoncision s'effectue chez les mahométans avec un grand cérémonial, mais elle est faite à un âge beaucoup plus avancé que chez les juifs et parfois ce n'est qu'à l'époque du mariage que le fidèle est circoncis. La technique est ici différente selon les peuples.

En Algérie tout le prépuce est attiré à travers un trou circulaire creusé dans un morceau de bois et la section se trouve rapidement effectuée à l'aide d'un couteau arabe bien aiguisé. Immédiatement après l'opération, on introduit la verge de l'opéré dans un œuf frais préalablement ouvert.

Telle est la circoncision opérée au nom d'un rite religieux. Certains médecins ont voulu la généraliser au nom de l'hygiène mais il nous semble qu'il ne faille point exagérer les avantages que peut avoir cette section du prépuce qui s'impose comme une nécessité dans les cas de phimosis et qui peut être négligée dans tous les autres cas.

Différents procédés ont été préconisés pour effectuer la circoncision, nous les avons résumés dans le tableau ci-joint. Nous donnons sans hésiter la préférence à la section dorsale avec réunion immédiate des bords de la plaie. Il n'est besoin pour cela d'aucun instrument spécial.

La plus minutieuse antisepsie présidera à cette opération de même qu'aux pansements consécutifs.

CHAPITRE XIII

L'ONANISME CHEZ L'HOMME

§ I. — Causes de l'onanisme.

L'onanisme a eu ses détracteurs plus amoureux de déclamation que de véritable science. Tel est Tissot, au XVIIIe siècle. Nous allons exposer sommairement les causes et les méfaits de ce vice singulier et vieux comme le monde. L'importance de ce sujet veut, en vérité, qu'on s'y arrête sans pourtant s'y attarder.

La meilleure définition de l'onanisme, la plus sobre et cependant la plus complète est donnée par Pouillet : « L'onanisme, dit-il, est un acte contre nature, fait à l'aide d'un organe vivant ou d'un instrument quelconque, dans le but de provoquer le spasme vénérien, que cet acte soit solitaire ou exécuté en commun. » On a pu dire également et d'une façon plus générale bien qu'aussi exacte qu'il fallait entendre par coït « l'ensemble des moyens employés par l'un ou l'autre sexe pour produire l'orgasme vénérien, *artificiellement*, en dehors des conditions du coït normal ».

L'onanisme se rencontre chez tous les peuples et même chez les animaux. Burdach nous affirme que les cerfs en rut se frottent contre les arbres, pour déterminer la sortie du sperme lorsqu'ils ne trouvent pas de femelles. Les étalons et les baudets se frappent le ventre de leur membre viril jusqu'à ce qu'il s'ensuive une éjaculation. On sait combien il est ordinaire chez les singes.

Tous ces animaux en viennent à effectuer cet acte quand on les met dans l'impossibilité de s'accoupler.

Le défaut de satisfaction des instincts génitaux est, en effet, la cause première de l'onanisme.

La preuve de l'influence de l'abstinence sexuelle dans la production de l'onanisme est dans ce fait d'observation facile que parmi les agglomérations d'hommes jeunes, vigoureux, l'onanisme apparaît inévitablement quand il y a pour eux une impossibilité absolue de satisfaire leurs instincts génésiques. Armées en campagne, matelots isolés sur leurs navires, tous paient un lourd tribut à l'onanisme.

L'onanisme se rencontre cependant chez de tout jeunes garçons et on ne peut, dans ces cas, invoquer la pénurie de femmes ou l'abstinence sexuelle. Il semble qu'il faille faire alors intervenir la curiosité de l'enfant qui, mal renseigné, cherche, se gratte, se frotte les parties génitales et finit par découvrir une volupté qui l'incite à recommencer.

Quant à l'onanisme rencontré parmi les adolescents il constitue un vice qui connaît toujours son initiateur et son initié.

Quoi qu'on en ait prétendu, l'onanisme est

plus répandu chez l'homme que chez la femme. Il y a bien, dans le sexe féminin, des êtres emportés qui jouent le rôle de Messaline, mais ces êtres constituent l'exception. Parmi les hommes, il en est beaucoup que l'ardeur du tempérament ou la force de l'habitude entraîne à l'onanisme.

Faut-il faire intervenir, comme causes de l'onanisme, le climat et la religion ? D'aucuns l'ont cru, sans pourtant le prouver. Que ces facteurs interviennent dans le développement de la dépravation, voilà ce qu'on pourrait peut-être affirmer en faisant remarquer combien les religions païennes, polythéistes, en divinisant la nature, ont fait naître ces pratiques toutes de luxure dont la description nous fut conservée et dont on retrouve encore les vestiges dans les religions de l'Inde.

L'oisiveté peut entrer de préférence en ligne de compte car, comme l'a dit Montaigne, « si on n'occupe les esprits à certain sujet qui les bride et contraigne, ils se jettent, déréglés, dans le vague champ des imaginations ». Or, ces imaginations peuvent être fertiles en incitations mauvaises et l'onanisme peut en naître.

Quant à l'imitation, l'influence est manifeste et considérable. On a tort, cependant, de faire entrer en ligne de compte toutes les causes de dépravation: théâtre, figures licencieuses, livres obscènes, conversations de dévergondage, car si cela peut inciter les esprits à éveiller l'appétit sexuel, on ne voit pas bien, psychologiquement parlant, comment l'onanisme peut en naître. Qu'on leur attribue une influence indirecte, soit, encore qu'il nous semblerait osé de regarder la digestion d'un repas copieux comme un facteur de l'onanisme.

Nous attribuerons une influence moins contestable au vêtement, à l'équitation, à l'usage de la bicyclette ou de la machine à coudre. Là encore, il s'agit de causes occasionnelles, mais dès que la satisfaction sexuelle est née par tel ou tel moyen, l'individu s'efforcera de la faire renaître à l'aide de ce moyen ou bien d'un autre qui lui sera enseigné par un ami dévergondé ou une imagination perverse.

A côté de ces raisons, il faut encore placer toutes celles qui consistent en des affections, parasitaires ou non, qui sont la cause de démangeaisons ou de prurit. Il faut ranger parmi ces causes pathologiques l'herpès, l'eczéma, l'intertigo, le prurit, le phimosis, la gale et la présence des calculs dans la vessie.

La pratique de l'onanisme est uniquement — ou presque — basée, chez l'homme, sur la friction du prépuce sur le gland. Certains auteurs font une distinction entre l'onanisme solitaire et l'onanisme en commun, nous ne pouvons les suivre sur ce point, non plus que nous ne voulons envisager tous les moyens auxquels la perversité des onanistes incite ceux-ci à recourir dans un but d'anémiante volupté.

§ II. — Conséquences de l'onanisme.

L'onanisme a des conséquences nombreuses. Il y a d'abord celles qui dépendent des moyens employés par l'onaniste pour arriver à se procurer du plaisir. Ainsi, les annales de la chirurgie contiennent de nombreux exemples de verges serrées par des anneaux dans lesquels on les avait fait passer et nécessitant des interventions délicates pour en être délivrées.

Il faut citer également les corps étrangers introduits dans l'urèthre dans un but érotique et qui ne peuvent être retirés que par l'intervention du chirurgien. Les corps étrangers sont ainsi tombés dans la vessie et ont été les points d'appel autour desquels se sont formés des calculs nécessitant l'opération de la taille.

Chopart opéra de la taille un capucin dont la vessie contenait une corde, de la grosseur du petit doigt, incrustée d'une matière calcaire. Le capucin — chose inouïe et vraiment risible — avait dû avaler cette corde cinq mois auparavant, en buvant précipitamment de l'eau d'un puits...!!

Dans les *Mémoires de la Société de Médecine de Strasbourg*, nous trouvons l'observation suivante : Un jeune homme de vingt-six ans se servait de deux boutons de chemise ordinaires en porcelaine, reliés par un fil, pour se procurer des sensations voluptueuses. A cet effet, il les introduisait dans le méat urinaire et les faisait glisser jusque dans l'urèthre postérieur. Un beau jour, les boutons glissèrent plus loin que de coutume et il lui fut impossible de les retirer : les boutons étaient dans la vessie ; le fil qui lui servait d'habitude cassa et il fallut l'intervention du chirurgien qui parvint à les retirer à l'aide d'un lithotriteur.

Certains pervertis vont jusqu'à introduire des objets variés de forme et de grosseur dans le rectum à seule fin de se procurer du plaisir. En 1844, on vit à l'Hôtel-Dieu deux individus qui s'étaient introduit dans le rectum deux énormes verres à bière. Un autre s'était introduit au même endroit un de ces instruments dont les femmes se servent pour tricoter et qu'on nomme affiquet.

On a dit que l'onanisme amenait un énorme développement du gland et que la verge prenait de ce fait une forme en massue caractéristique. Ce résultat n'est pas fatalement atteint ; si on le rencontre, c'est surtout chez les imbéciles et les crétins et l'on doit se demander si pareille déformation n'est pas antérieure au vice qu'on lui assigne comme cause immédiate et si elle ne dépend pas davantage de la dégénérescence du sujet.

On rencontre toutefois, avec une certaine fréquence, les balanites, les paraphimosis, les écorchures, les ulcérations, etc.

Voici le tableau que donne Tissot des désordres produits par l'onanisme :

Toutes les facultés intellectuelles s'affaiblissent ; la mémoire diminue, les idées s'obscurcissent et la démence peut survenir. Il y a de l'inquiétude, un sentiment d'anxiété, des angoisses continuelles, des vertiges ; la vue, l'ouïe s'affaiblissent et le sommeil est troublé par des rêves.

Les forces du corps manquent entièrement ; on voit survenir de l'hypocondrie, de l'hystérie, de la toux, de la fièvre lente, de la consomption et dans tout le corps on constate des douleurs vives.

Le visage se couvre de boutons et même de vraies pustules suppurantes qui enlaidissent et déforment le nez.

Quant aux fonctions génitales, elles sont fortement altérées : impuissance chez les uns, perte de sperme au moindre attouchement ou pendant la défécation. La stérilité serait un fait d'une grande constance.

Enfin les fonctions digestives sont, elles aussi, très troublées.

Burdach affirme qu'il y a une atonie des organes génitaux, une faiblesse de la vessie, une atrophie de la moelle épinière, du tremblement, des convulsions, de la paralysie, de l'hébétement des traits du visage, de la surdité, des vertiges, de l'affaiblissement de la mémoire, une impossibilité absolue de suivre les travaux qui demandent une attention soutenue, la perte, enfin, de tout sentiment affectif, l'idiotisme et la démence.

En réalité, il faut bien convenir que tous ces tableaux des méfaits de l'onanisme paraissent un peu trop fortement teintés en noir. Nous savons bien que les auteurs les plus sérieux ont prétendu, avec une absolue bonne foi, que l'onanisme favorisait l'hystérie, l'hypocondrie, l'épilepsie, l'aliénation mentale, le tabès dorsalis, la phtisie, etc. Mais ce fut toujours sans preuves que de telles imputations furent faites.

Là encore il semble bien qu'on ait confondu l'abus des plaisirs sexuels et l'onanisme. Enfin, il faut bien remarquer que souvent l'onanisme doit être regardé comme un symptôme de la maladie dont on veut le rendre responsable : tels sont les désordres médullaires.

§ III.— Traitement de l'onanisme.

Si l'on n'y prend garde, l'onanisme devient une habitude invétérée dont l'enfant ne pourra pas se débarrasser même lorsqu'il sera parvenu à l'âge adulte. Il faut donc essayer de lutter contre cette tendance morbide dès l'âge le plus tendre.

On a préconisé le camphre, le lupulin, toute la gamme des anaphrodisiaques, mais il n'est guère de médecin qui demeure convaincu de leurs effets. Le meilleur qui paraît être, le bromure de camphre, ne peut être manié qu'avec précaution.

Une orthopédie spéciale a créé des appareils spéciaux pour lutter contre l'onanisme. Tous ces appareils sont basés sur le principe qu'il faut empêcher l'enfant de pouvoir accéder à ses organes génitaux. La plupart du temps, le but poursuivi n'est pas atteint. L'enfant gêné par l'appareil a son imagination surexcitée et le plus souvent il parvient à tromper la surveillance et à s'ingénier pour pouvoir quand même se masturber.

On a également, au temps jadis, pratiqué une opération bien particulière : l'*infibulation*. Cette opération consiste à passer dans le prépuce un anneau de métal. Elle fut fort en usage autrefois, on la retrouve encore pratiquée par quelques peuples d'Orient.

Enfin, il faudra reconnaître l'onanisme qui dépend d'une affection du système nerveux et soigner cette dernière avant toute chose.

TABLE DES MATIÈRES

Pages

CHAPITRE PREMIER

CHAPITRE II

CHAPITRE III

CHAPITRE IV

CHAPITRE V

CHAPITRE VI

CHAPITRE VII

CHAPITRE VIII

CHAPITRE IX

CHAPITRE X

CHAPITRE XI

CHAPITRE XII

CHAPITRE XIII

TABLE DES FIGURES

Pages

Extrait du catalogue ALBIN MICHEL
22, Rue Huyghens, PARIS

Baronne d'ORCHAMPS

ous les Secrets de la Femme

Un volume de 490 pages . . . . . . 3 fr. 50

L'auteur a écrit cet OUVRAGE PRATIQUE dans le but augmenter pour la femme les chances de bonheur par une onnaissance plus approfondie de ses ressources et une aplication plus éclaircie et plus soutenue à développer et à onserver sa grâce et son attirance. — Tout ce qui se raporte à la femme, dans son rôle de mondaine et de coquette été prévu dans ce livre.

Baronne d'ORCHAMPS

Les BAGATELLES de la PORTE

Un volume. . . . . 3 fr. 50

Docteur DARRICARRÈRE

Le Droit à l'Avortement

Un volume. . . . . 3 fr. 50

Docteur CAUFEYNON

L'ŒUVRE de CHAIR et L'ENFANTEMENT dans l'Humanité

3 fr. 50

EXTRAIT DE LA TABLE DES MATIÈRES. — I. *Historique :* Les sages-femmes chez les Hébreux, les Grecs, au moyen âge. Usages particuliers et extraordinaires des anciens remèdes magiques.

II. *De l'instinct sexuel* et de la pudeur chez les sauvages : Singulière pudicité aux Sandwich. Les fumigations excitantes chez les Somalis, etc.

III. *Puberté, précocité, fécondité.*

IV. *Condition de la femme* chez divers peuples, singulières coutumes du mariage.

V. Caractères des organes génitaux, grossesse, accouchement.

VI. Coutumes après la naissance, superstitions, nombreuses anecdotes sur les accouchements, etc.

Docteur CAUFEYNON

L'Amour chez les Animaux

3 fr. 50

I. *Organes spéciaux :* Mammifères, oiseaux, reptiles, insectes, etc.

II. *Le rut et l'instinct sexuel,* l'odorat guide principal, calendrier du rut.

III. Les préludes de l'amour : étalage des charmes et cabrioles chez es oiseaux, le choix des emelles.

IV. Attitudes des conjonctions sexuelles et durée. Singularité chez divers animaux.

V. *La polygamie chez les bêtes,* couples unis pour une saison.

VI. *Perversion sexuelle chez les animaux,* etc., etc.

THÉOLOGIE MUSULMANE

El-Ktab des Lois Secrètes de l'Amour

Traduction mise en ordre et commentaire du

Dr Paul de RÉGLA

Nouvelle édition entièrement revue et considérablement augmentée.

UN VOLUME IN-16 DE 325 PAGES — 3 FR. 50

Certes, la matière est des plus scabreuses et l'ouvrage n'est pas de ceux dont une mère puisse permettre la lecture à sa fille ; mais ce n'en est pas moins un livre de saine philosophie et de haute moralité.

Une préface remarquable et plus loin les commentaires de l'auteur éclairent du jour qui convient ces mœurs qui nous paraissent étranges et nous les font voir ce qu'elles sont en réalité, plus conformes que bien d'autres à la nature de l'homme et au développement, à l'expansion des peuples. Il n'y a qu'à voir ce qui se passe encore de nos jours, au cœur de l'Afrique où la religion de Mahomet se propage d'une façon continue et des plus rapides.

Hommes faits, lisez **El-Ktab.**

THÉOLOGIE CHRÉTIENNE

L'ÉGLISE ET L'AMOUR

d'après les Apôtres, les Pères de l'Eglise, les Théologiens, les Canonistes et les Confesseurs

par le Dr Paul de RÉGLA

Un volume in-16. . . . . 3 fr. 50

La théologie catholique est généralement ignorée du gros public. En révéler les théories issues de sa morale au point de vue des relations sexuelles, en état de mariage ou en dehors de ce sacrement, voilà le sujet que traite impartialement avec sa compétence habituelle le docteur Paul de Régla

Extrait de la table des matières. — De la création d'Adam et Ève. De l'acte d'amour considéré comme péché originel. Opinions des apôtres, des Pères de l'Eglise, du Père Monsabré. L'abstinence et la virginité suivant l'Eglise. Les pratiques de l'Eglise dans ce qui touche et dérive de l'acte d'amour. De la parure, des baisers, des désirs, de la danse, etc., etc.

Appendice : *Le Cantique des Cantiques.*

L'EGLISE et le MARIAGE

Suivant les Apôtres,
les Pères de l'Église, les Théologiens et les Confesseurs

par le **Dr Paul de RÉGLA**

Un volume in-16 . . . . 3 fr. 50

Rien n'est plus complexe que cette importante question de l'Église et du mariage et de ses à-côtés considérés au seul point de vue matrimonial.

L'auteur, avec sa documentation habituelle, entretient son lecteur du mariage dans les différents pays du monde, lui fait comprendre l'origine des décisions de l'Église sur le sacrement et l'usage du mariage et lui permet de s'instruire en s'amusant.

Théologie amoureuse

DES PEUPLES D'OCCIDENT

Morale matrimoniale par un ancien chanoine

Un volume in-8 raisin, 468 pages. . 6 fr.

Extrait de la table des matières. — Le péché originel et ses suites. Théorie de l'androgyne primitif. De la virginité. Des péchés opposés à la chasteté. Des péchés de luxure. Du mariage. Du devoir conjugal ou de l'usage du mariage. Embryologie sacrée, etc., etc.

THÉOLOGIE MUSULMANE

RAUZAT-US-SAFA

Bible de l'Islam ou l'Histoire sainte suivant la foi musulmane

Par l'historien persan MIRKHOUD -:- Traduit par E. LAMAIRESSE

Un volume in-8 raisin de 358 pages. **Épuisé.**

Extrait de la table des matières. — Première création. Adam et Eve. Loth. Moïse. Naissance et mission prophétique de Jésus. Le Coran et Mahomet, etc. Les ordres religieux de l'Islam.

MAYENNE, IMPRIMERIE CHARLES COLIN

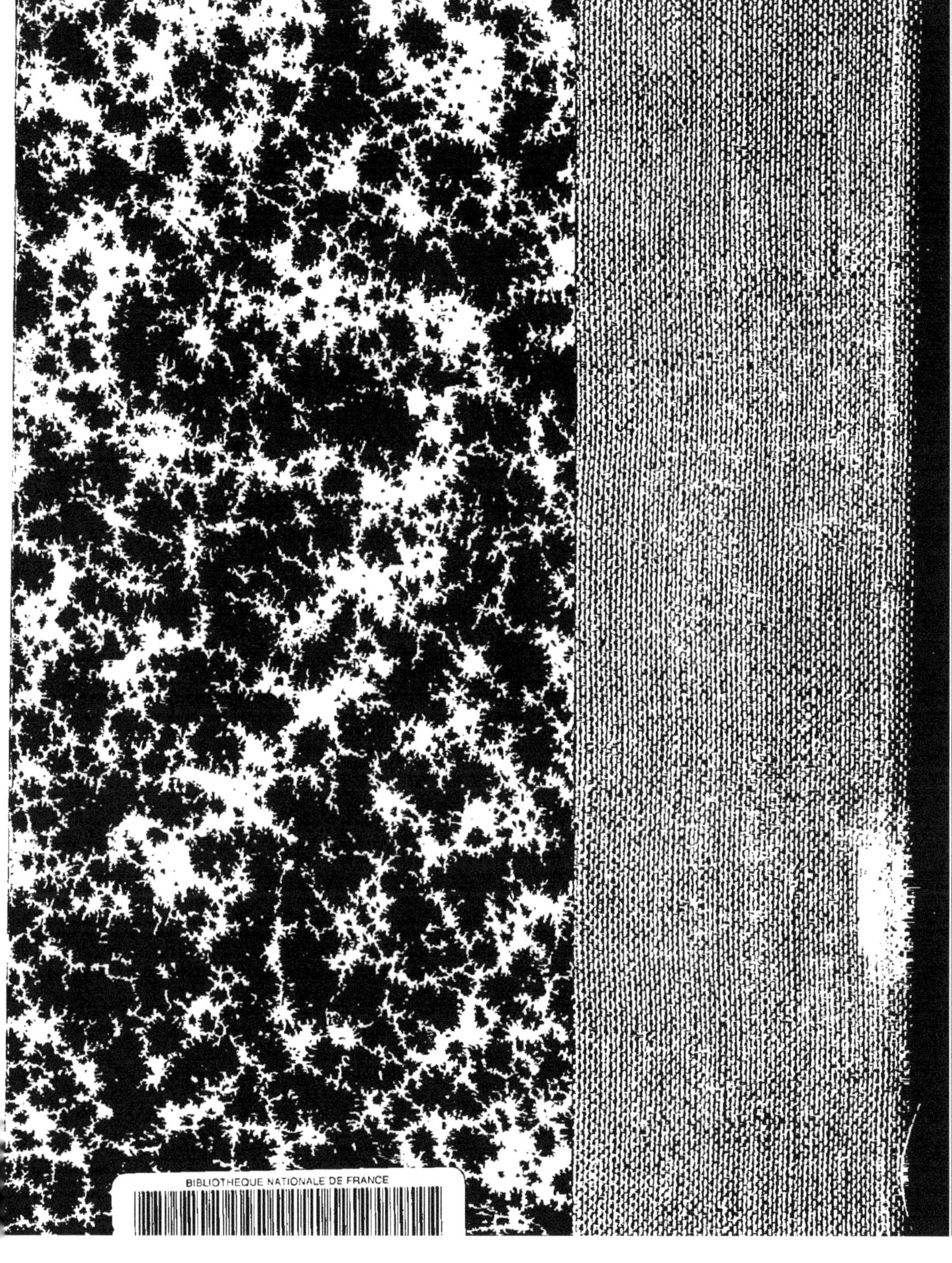

www.ingramcontent.com/pod-product-compliance
Ingram Content Group UK Ltd.
Pitfield, Milton Keynes, MK11 3LW, UK
UKHW012159240726
13966UKWH00002B/441

9 782012 467866